杨莉莉·著　朱光斗·审校

走出白癜风阴影

OUT OF THE
SHADOW OF VITILIGO

U0220056

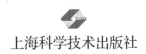

上海科学技术出版社

图书在版编目（ＣＩＰ）数据

走出白癜风阴影 / 杨莉莉著. -- 上海 ： 上海科学
技术出版社，2021.8
ISBN 978-7-5478-5413-6

Ⅰ. ①走… Ⅱ. ①杨… Ⅲ. ①白癜风－防治－普及读
物 Ⅳ. ①R758.4-49

中国版本图书馆CIP数据核字(2021)第134305号

走出白癜风阴影

杨莉莉　著

上海世纪出版（集团）有限公司
上 海 科 学 技 术 出 版 社　出版、发行
（上海钦州南路 71 号　邮政编码 200235　www. sstp. cn）

浙江新华印刷技术有限公司印刷

开本 890×1240　1/32　印张 3.5
字数：80 千字
2021 年 8 月第 1 版　2021 年 8 月第 1 次印刷
ISBN 978－7－5478－5413－6/R·2339
定价：40.00 元

　　白癜风是一种常见的皮肤色素脱失性疾病,易诊而难治。发生在皮肤暴露部位的白癜风常常给患者造成巨大的心理压力,严重影响患者的身心健康。白癜风的发病机制较为复杂,到目前为止尚未完全明确,并且白癜风存在治疗周期长,临床复色慢,皮损容易复发等问题,因此患者在治疗过程中常产生很多疑惑且可能存在盲目治疗的情况,不利于病情的控制。如何使白癜风患者树立正确的治疗观念,积极地配合医生治疗,养成良好的生活习惯,对疾病的康复极为重要。

　　本书作者具有西医及中医皮肤科学教育背景,先后获得成都中医药大学中医皮肤病学硕士及复旦大学皮肤性病学博士学位。她曾跟师于多位蜀中名老中医及沪上西医名师,勤于探索皮肤疾病的发病机制,并积极总结皮肤病的优选治疗方案。她专注于诊疗白癜风、黄褐斑等色素性皮肤病,临床工作之余还积极从事医学科学研究,主要是自身免疫和精神应激因素参与白癜风发病机制的研究,她先后主持国家自然科学基金 2 项,上海市卫生健康委员会课题 1 项,参与多项国家级、省部级及院校级科研课题。她对患者热情亲切、极有耐心,常常不厌其烦地向患者介绍生活中的注意事项,对患者的提问每每有问必答,受到很多患者的信赖和称赞。

本书从患者最想知道的问题入手，深入浅出地介绍了白癜风的病因、发病机制、临床表现、诊断、治疗和生活注意事项，特别指出人们对白癜风认识的误区，提供了很有参考价值的网络科普和社会支持资源。书中还分享了几位患者的故事，这些故事中展现出的顽强意志，分享的人生感悟令人深受触动，相信对白癜风患者具有强大的鼓舞和疗愈作用。本书传达的有关白癜风的认识和治疗理念都是紧跟国内外最新研究进展和权威临床诊疗指南，相信能帮助患者建立对白癜风的科学认识，有助于患者获得更好的治疗效果。

中国中西医结合学会皮肤性病专业委员会
皮肤色素病学组顾问
朱光斗 教授

提到"白癜风"这个病,很多人的反应是害怕和回避。尽管白癜风不影响身体功能,只是造成皮肤颜色变化,对患者心理的影响却是巨大的。白癜风造成的社交压力和婚育困扰常常令患者感到痛苦和焦虑。

我从事皮肤病的基础研究和临床工作已 15 年有余,从攻读复旦大学博士学位开始专注于白癜风发病机制的研究,毕业后一直在上海中医药大学附属曙光医院皮肤科负责白癜风专病门诊的临床工作。我接触到大量的白癜风患者,在为其治疗的同时,我细心倾听他们的故事,深深理解他们对白斑复色和重回正常生活的渴望。我也一直在尽自己的努力去帮助他们。

但因白癜风发病机制的复杂,现有治疗手段虽多,但单一疗法效果有限,且疗程长,需要患者耐心坚持较长时间的治疗。坚持治疗不仅意味着很多时间、精力和金钱的投入,还需要对本病保持科学的认识和坚定的信念。在治疗中,患者们非常渴望医生的精心指导和热情鼓励。但临床医生日常需要接诊大量患者,分配给每个患者的沟通时间非常有限,患者对疾病的很多困惑常常得不到医生的充分解答,更别说得到医生的鼓励和安慰了。因此,我一直在考虑专门为白癜风患者写一本科普书,介绍白癜风的基本知识和最新的治疗理念,帮助他们对白癜风有科学的认识。同时，我想告诉患者朋友们：近年来随着医学的进步，在新技术和新治疗理念的支持下，很多白癜风患者经过个体化的治疗取得了很好的效果，不少患者能达到白斑完全复色。医生和患者的通力合作正将白癜风对患者生活的影响逐渐减轻和淡化。了解这些进步，相信会给患者带来很大的信心和勇气去坚持治疗，从而有可能彻底告别被白癜风阴影笼罩的生活。这正是我写这本书的初衷。

本书的成书得到了很多人的帮助。首先要感谢上海交通大学附属第一人民医院皮肤科朱光斗教授对我的精心指导并为本书作序。朱教授是中国中西医结合学会皮肤性病专业委员会皮肤色素病学组的创始人，历任该学组组长及顾问，为我国白癜风的临床和基础研究做出了杰出的贡献。本书能得到朱教授的肯定和推荐是我莫大的荣幸。其次，要感谢上海中医药大学曙光医院皮肤科张慧敏主任的大力支持和我敬爱的导师——复旦大学附属中山医院皮肤科李明教授为本书审校书稿，两位老师立身中正的学术气度和铮铮风骨是我一生的学习榜样。最后，要感谢我可爱的同事和学生对我的帮助、理解和支持，我亲爱的家人对我的爱与支持，你们给我的爱是我一切工作动力的源泉。

最后，希望这本书能为白癜风患者传达科学的精神，重建乐观的心态，帮助他们走出白癜风给生活带来的阴影，重拾生命的阳光。

受本人学术水平所限，书中难免疏漏，敬请读者批评指正。

杨莉莉

2021 年 7 月

目录

目
录

目录

第一章

概况：皮肤出现白斑，是否得了白癜风

1 什么是白癜风

　　白癜风是一种常见的皮肤疾病，因产生皮肤色素的细胞消失，从而在皮肤上形成了白色斑片。白斑好发于皮肤暴露部位，比如面部和手足部位，边界清楚，面积大小不一，可能长期局限于某处，也可能逐渐扩大，泛发全身。

　　白癜风的发病率为 $0.5\%\sim2\%$，因地区和国家而异，我国白癜风患病率为 0.56%。发病概率男女大致相同，从初生婴儿到

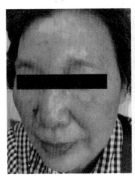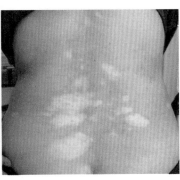

白癜风发生在面部和腰背部

老年人均可发病,但以青少年为多,约75％发生于35岁前。该病影响皮肤美观,常给患者带来社交的压力。从组织学的角度来看,白癜风病变的特征是在没有炎症的情况下色素生成细胞的消失。

2 白癜风是怎么引起的

皮肤的黑素细胞具有合成和分泌黑素的功能。黑素生成后,通过黑素细胞的树突输送到周围的角质形成细胞内,而角质形成细胞内含有的黑素量决定了皮肤的颜色深浅。白癜风是由于黑素细胞明显减少或缺失,导致局部皮肤、黏膜和毛发色素脱失,在皮肤或黏膜出现白色的斑点或斑片,可伴有毛发变白。

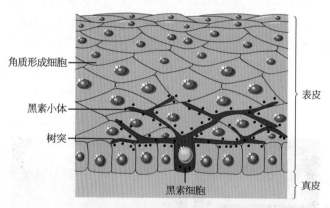

黑素细胞-树突-黑素小体示意图

白癜风的具体发病原因还不是很清楚。当前医学界对白癜风发病原因的解释主要集中在以下几个方面。

（1）自身免疫因素：白癜风是一种自体免疫系统功能紊乱性

疾病,机体的免疫系统把黑素细胞看成是外来物而攻击它们,导致黑素细胞被破坏。引起免疫紊乱的诱因很多,比如感染、外伤、精神压力等,可能诱发或者加重易感人群的白癜风症状。

(2)精神、神经因素:认为长期处于精神压力或负面情绪中,可导致神经内分泌的变化,炎症因子的大量分泌最终影响到黑素细胞的健康。

(3)氧化应激因素:当肌肤承受一些外在压力如外伤、严重的晒伤、感染等,可能会引发机体内自由基过量蓄积造成黑素细胞的氧化应激损伤。

(4)遗传因素:部分白癜风患者的黑素细胞有先天缺陷,使他们更容易受到各种后天因素的伤害。

(5)黑素细胞自毁因素:在各种因素的作用下,白癜风患者会发生黑素细胞的自我毁灭。

(6)微量元素和维生素缺乏因素:酪氨酸、铜离子相对缺乏会降低黑素细胞功能,并影响皮肤颜色。

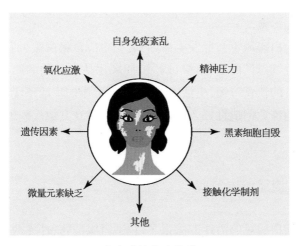

白癜风的发病原因

（7）接触酚类化学物质：酚类化合物可导致皮肤接触部位黑素细胞的特异性损伤，引起皮肤色素脱失。

（8）其他因素：有可能是多种因素综合作用导致黑素细胞破坏，也有相当一部分患者查不出任何诱发因素。

3 白癜风对身体有什么伤害

白癜风的主要表现为皮肤颜色的缺陷，对身体功能几乎没有影响。它主要影响患者的外观容貌，可能会对患者的社交、婚姻、工作产生一些影响，导致患者产生较大的精神压力。

尽管目前没有发现白癜风相伴的身体机能障碍，但皮肤白斑的出现说明身体内部系统可能存在某些问题。换句话说，白癜风不是一种孤立的皮肤疾病，它可能是某些潜在健康问题的症状之一。这也许就是白癜风难以根治的原因。如果仅仅治疗皮损局部而忽略了产生白斑的体内原因，白癜风就很难被治愈，更难治好后不再复发。导致白癜风的根源尚未完全清晰，因此白癜风很难被彻底治愈。

即使白癜风不会危及生命，患者们也应该将白癜风看成一个健康出现"红灯"的信号，应该趁机彻底评估自己的健康状况，并调整不良的饮食习惯、生活方式，改变不健康的生活环境，从而为白癜风的痊愈创造良好条件，也尽量避免潜在其他疾病的酝酿和发展。

4 白癜风能治好吗

目前白癜风的治疗方法很多，包括口服药物、外涂药物、紫外线光疗、手术移植等。仅外用药物就有很多种，比如卤米松乳膏、他克莫司软膏、吡美莫司乳膏、他卡西醇乳膏、补骨脂酊等。另外，还有不良反应小、疗效很肯定的窄谱中波紫外线 NB-UVB 和 308 纳米准分子光疗法。

疗效因人、白斑部位、病程长短而异，头面部白斑相对容易复色，而手足肢端疗效较差，病程越短越容易治疗。进展期的患者可口服或注射糖皮质激素药物，稳定期患者还可选择外科治疗方法，包括表皮移植、黑素细胞移植或组织工程皮肤移植等，都有不错的效果。而且，医学是在不断发展、进步的，最新研制的针对趋化因子阻断的药物如 JAK 抑制剂，也是很有前景的白癜风生物靶向药。

对大多数患者而言，现有治疗方法可阻止病情进展并诱导白斑出现不同程度的复色，许多病例可获得满意的美容效果，部分病例可完全复色。但白癜风的治疗周期长，起效慢，治疗少则几个月多则几年，而且治疗期间患者会花费大量的时间、精力、金钱等，需要患者拥有强大的意志和耐心去坚持治疗。早发现、早治疗是白癜风治疗成功的关键，只有坚定信心才会有好的治疗效果。

当然，鉴于白癜风的主要症状是皮肤颜色的改变，如果患者对肤色的瑕疵不是特别介意的话，也是可以不治疗的。但是建议患者对自己的生活方式和健康状况做一个全面的评估，不要忽视皮肤白斑所反映的深层问题，及时调整不良饮食和生活习惯，舒缓精神压力，改善生活环境，这样至少可能预防白斑进一步扩大或者长期不良生活习惯可能导致严重疾病。

5　白癜风治好后会不会复发

大部分白癜风的自然病程难以预测。通常情况下白癜风进展缓慢,但也可有白斑长时间稳定不发展,或者短期内白斑面积迅速扩大,甚至在短短数周内白斑发展到全身者。少数情况下,白斑也可能出现局部自发性颜色恢复。经过治疗后复色的白斑仍有再次发生色素脱失的可能。对大多数白癜风来说,目前没有一劳永逸的治愈方法。

6 确诊白癜风后该怎么办

首先,白癜风患者确诊后不要过于担心和难过,负面情绪和过度的精神压力可能会加速白癜风的发展扩大。其次,患者应全面审视自己生活的方方面面,可采取调整不科学的饮食习惯,减轻精神压力,适度健身,调整生活方式等措施。

更重要的是,白癜风患者一定要选择信任的医生制定适合自己的综合治疗方案,早治疗并坚持足够疗程。目前白癜风治疗的有效率已超过 70%,只有坚定信心坚持治疗才会有好的治疗效果。

7 白癜风患者容易得肿瘤吗

白癜风不会增加患恶性肿瘤的概率。相反,白癜风还可能降低患恶性黑素瘤的风险。这个结论来源于国外专家的临床观察,发现白癜风患者患恶性黑素瘤的概率比健康人群低,且恶性黑素瘤患者在治疗期间发生白癜风者预后更好。同时,经动物实验证实,白癜风皮肤毛囊中存在的组织原位记忆 T 细胞能识别黑色素瘤特异性抗原,从而杀死黑素瘤细胞。

需要注意的是,白斑皮肤因缺乏黑素保护,故日晒后容易发生晒伤反应,要注意防晒保护。NB－UVB窄谱中波紫外线治疗非常安全。近 20 年来,经多个国家临床使用统计,没有发现经紫外线治疗而导致白癜风的皮肤癌发病率增高的现象。

8 得了白癜风,一辈子就被毁了吗

患者应对白癜风有正确的认识。白癜风不具有传染性,不危及生命,而且是可以治疗的皮肤病,不必过于恐惧。患者在生活中要保持开朗豁达的心态,避免焦躁、忧愁、悲哀、恼怒等不良情绪刺激。这些不良情绪不但会诱发白癜风,还会导致白癜风病情加重。白癜风患者常不自主地检查原有白斑是否扩大、其他部位是否有新发白斑等,这种强迫行为会在一定程度上加重患者的心理负担。

白癜风患者应注意锻炼身体,规律作息,避免机体生物钟紊乱、神经内分泌失调。日常学习工作应劳逸结合,避免过度劳累,多进行有氧运动,缓解心理压力,树立战胜疾病的信心。

患友的故事

白癜风长在脸上，依然可以活得精彩漂亮！

我今年 37 岁，白癜风陪伴我 15 年了。我的白癜风长在最让人难以接受的部位——脸上和手上。在我 22 岁的时候，脸上出现了第一枚白斑，之后迅速长大，很快半边脸都是花花白白的了。记得那时，我刚大学毕业，找到人生的第一份工作，在外企里做文员，正准备开启自己的美好人生。白癜风的出现让我的内心受到沉重打击，对外貌极度自卑，几乎丧失了生活的信心，我甚至思考过是否自行了断。但想到年迈的父母，我还是不忍心让他们伤心。既然不打算死，那就好好活着吧！

伤心、痛苦之后还是要面对生活，工作之后的日子，我尽量让自己的生活忙碌起来，让自己不去想自己的病。我后来学日语、跳槽、升职、结婚、生娃、学游泳、旅游、出差……生活充实而丰富，慢慢地，白癜风影响我心情的时间就越来越少了，我甚至有时会遗忘了它的存在。它虽然长在我的脸上和手上，但是它已经无法再影响我的生活了。

我虽然脸上和手上有白癜风，外貌和正常人有点差别，但是我工作努力、兢兢业业，待人谦逊友善，不卑不亢。因此，白癜风对我的工作成效和人际关系的影响简直是微乎其微。我的工作不太需要接触客户，但在公司内部需要和各个部门的同事打交道。我刚入职时，有同事看到我脸上的白癜风,会好奇地问我的脸怎么了,我坦诚地告诉他们是得了白癜风,后来大家就见怪不怪了。我所在的公司的老板是日本人,要选送一个员工去日本研修,我和其他人一样提交了申请,然后被老板面试。由于我面试前准备充分,面试中老板问我的问题,我基本上都对答如流,表现比其他人都要出色,后来老板就选了我去,并没有因为我外貌的问题而剥夺属于我的机会。我在日本工作期间,老板去见客户时也愿意带我去,并不嫌我得白癜风丢人。有一次,老板和我聊天时谈起他选择我的原因,是因为我的日语比较流畅,与他沟通基本没有障碍,而且我回答问题比较有逻辑,体现出良好的业务素质。其实这两个优点都是因为我在面试前做了比较充分的准备工作。我平时为人低调,和其他部门的同事沟通也不强势,甚至说话声音都很小,我唯一的优点就是在工作中踏实肯干,遇到难题愿意花时间反复尝试,并逐一攻克。老板也看到了我的努力,他愿意给我机会。就是这样,我稍微努力一下就抵消了脸上有白癜风的弱点,老板还是愿意把机会留给我。

我工作3年后就被提拔为分店经理,薪水也有很大幅度上涨。其实,我也没有什么事业上的野心,只是不想把白癜风当成自己可以不努力的借口,让自己沉浸在痛苦中。因此,在工作中我常常比别人多做那么一点点。但我的经验告诉我,多做一点点真的有用,只多付出一点点努力,就可以抵消掉白癜风带来的负面影响。其实,如果你在有白癜风的情况下能把工作做得比其他人还要优秀很多,你的老板、上司一定能看到你的努力,然后把更重要的工作和职位交给你。何况,担心白癜风影响容貌形象的人,现在不是还有遮盖液吗?每天出门前用遮盖液或者粉底修容化妆,并不是什么困难的事情。而且,现在很多工作是基于互联网的,不用出门也能在线办公,这更可以把白癜风对工作的影响降到可以忽略不计的程度。

我刚开始工作的时候也曾担心白癜风会影响我的社交和人际关系,但后来的经历告诉我,工作能力强而为人低调和善,不卑不亢才是在职场左右逢源的重要素质。实际上,我的人际关系也还不错,同事们并没有因为我有白癜风而疏远我,反而乐于和我共事。担心白癜风会影响人际关系和感情的人,我想告诉你,白癜风其实是可以帮你"鉴别"感情的,如果有人因为白癜风而疏远你,就算今天你委曲求全苦苦挽留使得感情得以保全,那么明天你们的感情也可能会被其他问题打败,同事间的利益纷争、婚姻里的婆媳关系、孩子教养方式……任何矛盾都会使你的感情面临考验,如果连白癜风这一关都过不了,那未来的路也很难长久。放下你的担心吧,真正珍惜你的人是不会介意你的白癜风的。

15年与白癜风相处的日子,让我深深体会到:白癜风不管长在身体的哪个部位,它都只是生活的很小一部分。生活还有很多丰富的内容,值得我们去探索、去追求、去享受,千万不要因为白癜风而忽略了生活的美景。就算白癜风长在脸上、手上,也仍然要努力地去活得精彩漂亮!

相信一个优秀而自信的你终将会完全摆脱白癜风带来的困扰,拥抱灿烂美好的人生!

探因：为什么会得白癜风

9 什么是导致白癜风的核心因素

黑素细胞是皮肤中专门生产黑色素的细胞，它将产生的黑色素输送给周围的角质形成细胞，保护细胞核中的染色体不受紫外线辐射的损伤。角质形成细胞内存储的黑色素的多少决定了皮肤的颜色。当某处皮肤中黑素细胞缺失，其周围角质形成细胞中缺乏黑色素，就会出现局部皮肤变白。

白癜风形成的直接原因是皮肤中的黑素细胞消失了。黑素细胞消失的原因非常复杂，目前还没有完全搞清楚，一般认为是多种因素共同参与，导致机体产生了针对黑素细胞的特异性破坏。遗传、免疫紊乱、精神应激障碍、氧化应激等均可能参与了寻常型白癜风的发生发展，而节段型白癜风具有与寻常型白癜风不同的发病机制，主要涉及神经因素、体细胞嵌合及微血管皮肤归巢等机制。不同的发病机制可能最终导致相同的临床结果——表现为皮肤黏膜出现白色斑片。

目前认为，白癜风是具有遗传素质的人在多种因素如精神、神经因素的刺激下，出现免疫和代谢功能紊乱，导致自身黑素细胞被破坏,从而使皮肤黏膜出现局限性色素脱失。

寻常型白癜风占所有白癜风类型的 60% 左右,自身免疫因素在其发病中起到非常重要的作用。不少学者们认为寻常型白癜风是一种和 T 淋巴细胞相关的自身免疫性疾病。皮肤白斑是由 T 淋巴细胞攻击和杀伤皮肤黑素细胞所致。免疫系统就像是我们体内的军队,组成一个强大的"防御网络",能够保护机体免受外敌的伤害。杀伤性 T 淋巴细胞是抗击外侮的"先头部队",处在免疫防线的第一线以抵御病原体入侵。这些杀伤性 T 细胞受到调节性 T 细胞的管控,以防止自身组织被生物学上的"友军"火力误伤。当调节性 T 细胞数量下降或者功能障碍不能控制杀伤 T 细胞时,就可能出现杀伤 T 细胞攻击自身组织,导致自身免疫性疾病。

免疫紊乱是造成黑素细胞破坏的核心环节。目前的研究显示,在白癜风进展期,免疫细胞对黑素细胞的异常攻击是导致黑素细胞破坏的直接原因,而使用免疫抑制剂治疗往往能够使快速发展的白斑稳定下来。但究竟是什么原因导致机体发生了免疫紊乱,目前仍不清楚。遗传、氧化应激、神经内分泌等很多因素都可以通过诱导自身免疫紊乱造成黑素细胞破坏。因此,免疫紊乱是白癜风发生发展的核心机制,但却不一定是唯一原因或者初始原因。

各种外界环境因素,包括社会环境和自然环境因素,在白癜风的发病学上有重要意义。患者在积极治疗的同时,应尽可能分析自己的病情活动规律,发现与自己病情变化相关的环境诱发因素是提高治疗效果、避免病情波动和疾病复发的一个重要举措。从某种意义上讲,发现自身白斑的确切诱因其意义等同于发现一种有效的治疗方法。

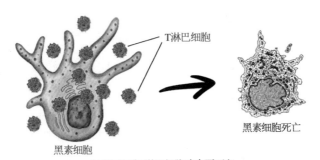

T淋巴细胞

黑素细胞死亡

黑素细胞

黑素细胞遭T淋巴细胞攻击而死亡

自身免疫紊乱导致白癜风黑素细胞破坏示意图

10 精神和情绪对白癜风有影响吗

医学研究人员对白癜风的诱发因素做了大量的统计工作,结果显示,35％的白癜风患者在发病前或者白斑进展前有较为明显的促发因素,这些因素包括皮肤外伤、精神紧张、情绪应激、劳累过度等。不少白癜风患者的皮损发生在精神紧张和负性生活事件之后。很多病例在起病或皮损发展阶段有精神创伤、过度劳累、焦虑悲伤,甚至寝食不安、彻夜不眠、噩梦纷扰等精神过度紧张的状况。引发精神紧张的生活事件有经济纠纷、家庭矛盾、情感危机、工作压力、亲人亡故、车祸外伤、升学考试压力等。情绪反应表现为惊恐、恼怒、焦躁、忧愁、沮丧、悲伤、思虑过度等,也有部分人患白癜风后担惊受怕,忧心如焚,甚至悲观、自卑,失去对生活的信心,致使病情发展迅速,治疗难以奏效,形成恶性循环。

11 饮食不当会导致白癜风吗

临床上有不少患者在过量饮酒或过食海鲜后诱发了白癜风

的案例,也有一些白癜风患者进食辛辣刺激的食物或者海鲜后出现白斑处皮肤瘙痒,搔抓后出现白斑面积扩大。推测这些患者可能对酒精和海鲜过敏,诱发了自身免疫反应才导致白癜风的发生和发展。因此,白癜风患者要合理饮食。若对某种食物过敏,应尽量避免食用,以免诱发免疫紊乱导致白斑进展。

医学界对维生素 C 是否可导致白癜风一度存在争议,因为维生素 C 参与酪氨酸代谢可抑制黑素合成。朱光斗教授团队在对大量白癜风患者的病史调查中发现,很多患者是在过量摄入药物性维生素 C 之后出现白斑扩大,病情加重,如日常保健性长期口服果味维生素 C 泡腾片,或其他疾病治疗中长期大量口服、注射(输液)维生素 C。也有很多稳定期白癜风患者因短期服用维生素 C 片而发生白斑扩大的现象。

建议白癜风患者尽量避免口服或注射药物性维生素 C,并适当限制长期过量摄入天然维生素 C 含量过高的水果、蔬菜,如柑橘、猕猴桃、苹果、西红柿等,维生素 C 含量较低的果蔬可按正常剂量食用。

另一方面,一些学者认为白癜风并不是黑素合成出现异常,而是产生黑素的黑素细胞受到破坏。而导致黑素细胞破坏的一个重要原因是氧化应激,鉴于维生素 C 属于强效的抗氧化剂,从这个角度上看,适当地补充抗氧化剂可能对治疗白癜风有效。因此认为,适当口服维生素 C 可以保护黑素细胞不被氧化应激所伤害,对白癜风有一定的辅助治疗作用。

12 皮肤受到的外在因素与白癜风有关吗

由于各种原因造成的皮肤损伤,包括跌打损伤、烧伤、烫伤、手术等,可能会使一些免疫异常的个体在损伤局部诱发白癜风。

在生活中经常见到皮肤外伤愈合后，伤口皮肤变白，如某些皮肤溃疡性疾病，当溃疡愈合后在其瘢痕周围皮肤出现白斑，手术患者常在皮肤切口部位出现白斑。这些现象说明皮肤外伤可能是白癜风发病的一个重要诱因，因此白癜风患者和易感者应尽量避免皮肤发生外伤，尤其是在白斑进展期，以防白斑扩大。

摩擦、压迫、搔抓等机械性刺激也是白癜风常见的诱因，如戴眼镜者常在鼻梁两侧和耳部发生白斑；胸衣、内裤、腰带过紧，常在乳房、腹股沟、腰部出现白斑；洗澡用力搓擦容易在皮肤擦伤部位出现白斑；蚊虫叮咬或皮肤瘙痒反复搔抓后可诱发局部白斑。皮肤外伤与机械性刺激诱发白癜风的机制推测是由于黑素细胞受损进一步诱发了免疫功能失调，或皮肤的神经末梢受刺激释放神经化学因子，损伤黑素细胞而导致皮肤白斑。

接触染发剂、乳胶手套、油漆涂料、印刷油墨、消毒剂和杀虫剂是白癜风的化学性诱发因素。这些物质中多含有苯或苯酚的衍生物，即使含量极低，也可能成为诱发白癜风的主要原因。酚类化合物对黑素细胞有选择性破坏作用，可连续释放抗原诱导易感个体发生白癜风。生活中常见的含酚物品包括橡胶手套、避孕套、塑料玩具、塑料鞋、含有酚类物质的化妆品和祛斑霜、含有酚类物质的定影液、含酚的杀菌清洁剂等。此外，外涂过氧化氢、白降汞软膏、咪喹莫特乳膏、皮质激素局部封闭，经常接触石油、漆、沥青、农药亦可诱发白癜风样皮损。

日光暴晒也是诱发白癜风的因素之一。日光中的紫外线对黑素细胞有双向作用，一方面，紫外线能激活黑素细胞的酪氨酸酶活性，促进黑素小体生成，因而是制造黑素的动力。另一方面，过度的日光暴晒又可导致黑素细胞功能过于亢进，从而发生耗损而早衰，而衰变或死亡的黑素细胞又可作为抗原进一步诱导机体产生抗黑素细胞抗体，诱发免疫功能紊乱从而引起白癜风。正因如此,白癜风常发生于旅游、日光浴、晒伤后,且白斑常出现在暴露部位及肤色较深的部位,说明黑素细胞功能活跃的部位或黑素细胞加速合成黑素时容易使黑素细胞发生自身破坏。

13 季节、天气对白癜风有影响吗

白癜风的发生、发展与季节有一定的关系。白癜风在春、夏季发病率最高,秋、冬季较低。许多患者常在春季或春末夏初时发病或病情进展,其主要原因可能与紫外线有关。一方面,春季气候干燥,紫外线穿透性强、到达地面的量多;另一方面,人体对紫外线的适应能力还没从冬季的较低水平恢复,过度光照增加了皮肤的氧化应激反应,导致了黑素细胞的过氧化损伤,所以春末夏初发生日光性皮肤病比例增多,而白癜风的发病率也增高。

在初春发病者,又常与春节期间饮食、作息、情绪波动有关。当然亦不能排除与不同季节的气温、气压、湿度等自然因素影响机体内环境,引起神经、内分泌、免疫功能的改变有关。

因此,建议白癜风患者尽可能遵循科学的作息和养生模式,积极防晒,在春季不要着急脱厚衣服,以减少感冒概率,早睡晚起以保证充足睡眠,保持乐观的心态和均衡的饮食,令身体免疫系统保持平衡,必要时可口服调节免疫的药物,使身体安然度过病情容易进展的春夏季节。

需要指出的是,一些患者常诉其手部的白斑在夏季复发或加重,冬季减轻或消失的现象,这其实是因为白斑周围的正常皮肤色素随季节发生深浅变化,引起白斑与正常肤色的反差改变所形成的视觉误差,并不是白斑本身色素发生变化导致。

14　白癜风好发于哪些人

白癜风可发生于任何年龄,最常发生于 10～30 岁。文献报道,白癜风最早发病年龄为出生后 6 周,70%～80% 的患者于 30 岁前发病,超过 50% 的患者于 20 岁前发病,超过 25% 的患者于 14 岁前发病。在中国北方,白癜风的平均发病年龄为 23.69±13.83 岁,男女之间的发病率无明显差异。

作息不规律会对白癜风的发病、病情进展以及治疗效果产生明显的负面影响。现代社会的生活节奏加快,一些职业需要值夜班或者三班倒,一些人夜生活丰富,喜欢追剧、看手机、习惯性熬夜或晚睡,容易引起生物钟紊乱,进而导致神经内分泌及免疫功能失调而诱发白癜风。

15　白癜风会不会传染

白癜风是由于机体内环境紊乱造成的皮肤黏膜局限性色素脱失而导致的皮肤颜色改变,是一种与自身免疫相关的获得性色素脱失性皮肤病。白癜风并非由细菌、病毒等病原体导致,因而不会传染给他人。

白癜风患者可以和家人、朋友密切接触,无需因此产生心理障碍,影响正常的生活和工作。与白癜风患者直接接触不会导致自己被传染白癜风,人们没有必要对白癜风患者持恐惧心理。

16　家人都有白癜风,是基因有问题吗

白癜风具有一定家族聚集倾向。国外报道,白癜风患者中有

阳性家族史者占 10％～30％,我国各地白癜风家族史阳性率为4％～17.23％。白癜风的发病率与血缘关系远近有明显相关性,血缘关系愈远,发病率愈低。

与遗传因素有关的白癜风患者发病年龄普遍较早,合并有家族史者有更严重的临床类型进行性发展的倾向。白癜风的遗传易感基因主要集中在参与编码免疫调节蛋白或黑素细胞组成部分的基因。

17 白癜风遗传给孩子的风险有多大

白癜风属于多基因遗传性疾病,存在一定的遗传基础,但遗传概率较低,有 3％～17％的概率遗传给下一代。但遗传只是白癜风发病的一种因素,一般必须在遗传因素和环境因素同时具备的条件下才会发病。物理环境、精神状况、工作种类、生活方式、饮食习惯等因素在白癜风的发病中也发挥着重要作用。

因此,即使已存在遗传风险,只要杜绝环境危险因素,也可能不发病,白癜风遗传给下一代的概率并不像其他遗传病那么高。

白癜风患者同样可能拥有健康的下一代。但为了减少下一代患病的风险,白癜风患者在选择配偶时最好选择非白癜风患者或非白癜风家族成员为好。如父母有白癜风病史,子女应注意环境因素的影响,尽量避免危险诱因,比如日光暴晒、外伤、熬夜和精神创伤,生活应有规律,适度参加体育锻炼。如发现皮肤有异常白斑,应及时就医,做到早治疗,才可能早康复。

18 白癜风与职业有关吗

世界上任何地区、不同种族的人群均可罹患白癜风,不同工种的人均有白癜风患者。白癜风和工作性质没有直接关系，但和工作中接触的化学物质有关。有些工种容易发生职业性白斑，是因为某些含酚类或氢醌衍生物的化学物质对黑素细胞有选择性破坏作用，生产这些产品的操作技工若缺乏必要的劳动保护，则可能发生接触部位皮肤的色素脱失现象。这些工种的从业者包括树脂业、皮革业、消毒杀菌剂制造业、乳胶制品生产工人等。

第二章 探因：为什么会得白癜风

患友的故事

你若盛开，清风自来

作为一个患白癜风多年的女生，我每每看到很多患友问"白癜风患者还能恋爱嘛？""白癜风患者可以结婚生子吗？"等诸如此类的问题，我都很心疼，想给大家一个爱的抱抱。同时，我想告诉大家，你若盛开，清风自来。一定会有个人跨越千山万水来找到独一无二的你，然后捧你在手心，视你若珍宝。我跟大家分享一下我的故事。

12岁那年，我的左眼皮被蚊子叮了一下，发了一颗"痘痘"，奇痒无比，后来"痘痘"逐渐消退，留下了一点小米大小的白斑。白斑以非常快的速度扩大，我爸妈很快意识到不对，带我去医院，后来确诊为白癜风。我接受过很多种治疗，包括吃药、涂药和照光，眼皮上的白斑好得很快，可是其他地方又发出不少新的白斑，每年缓慢进展，无法有效控制。由于白斑不痛不痒，而且发在肚子和背部，别人也看不到，所以我并没有特别觉得白癜风是什么不得了的问题，后来学习一忙就没有好好去治疗。大三的时候，白癜风突然发展很快，蔓延到双手，但手指上的白斑治疗很困难，我坚持了一段时间没有见效就放弃了。我每天在手指上涂遮盖液，不细看一般人看不出来我手指上有白斑。

在大四上学期我拿到了保送读研究生的资格，毕业设计也早早完成，空闲时间一下子变得富裕起来。为了挣点毕业旅游的费用，我在学校附近找了份兼职做培训的工作。

那时,我认识了一个非常优秀的研究生学长,他不仅和我是老乡,而且学习成绩非常好,也在同一家机构做兼职。我刚刚入职时很多不懂的东西都向他请教,他每次都知无不言言无不尽,而且非常幽默可爱。我渐渐发现了自己对他的好感,每天都期待见到他,和他说话,一起吃饭,一起工作。我也发现了他对我的特别,对我特别温柔,而且很有耐心。有一天我们在一起回学校的路上,他对我表白了,说对我很动心,问我是否愿意做他的女朋友,我很害羞地点点头。就这样我俩在一起了,每天一起上自习,一起跑步,一起去做兼职,一起畅想未来。当时我以为我找到了"真爱",每天都很开心。

我犹豫要不要告诉他我的白癜风病情,但是我一直没有鼓起勇气,不知道他会有什么反应。有一次中午吃饭,他看到了我遮盖液没涂好发黄的手指,问我手怎么了。我支支吾吾地说是碰伤了,抹了点药水。这件事后我更犹豫,我不知道如何做,我当时确实很喜欢他,担心告诉他我得白癜风的事会失去他。我妈鼓励我告诉他,说:"以后你们还要在一起经历很多事情,如果他对这个病都不能接受,那我们也不放心让你和他在一起。"于是,我们在一起3个多月后,我主动当面告诉了他我的病情,我给他看了我肚子上的白斑。他当时就哭了,说很心疼我。我说希望他好好考虑,不要着急回答。那一宿我睡得很不踏实。第二天一早我收到了他的信息,他告诉我,他没有办法告诉他爸妈这件事情,他在网上搜了很多照片,很害怕我以后白斑会发展得更多,他不确定自己能不能"忍受"我满身白

斑的样子……我的眼泪决堤，但仍强忍住心疼，平静地祝
福他找到更好的女孩。之后，我崩溃了，难过地在宿舍大
哭，心情低落了很久。和他分手以后，很久都没有心情去
见别人介绍的对象。

　　直到读研后，有个要好的闺蜜一直要给我介绍对象。
我一开始总是拒绝，后来有次因为要写文章，中秋节假期
没有回家。闺蜜的男朋友来学校请她吃饭，她非要拉上我
一起去。到饭店后才发现另外一个男孩也来了，他是闺蜜
男朋友的发小，也是之前一直想介绍给我的对象。我还记
得第一次见到他，他的个子不高但也不算矮，皮肤白白的，
眼睛大大的，声音很低沉，很敦厚的感觉。我们就这样稀
里糊涂一起吃了饭，下午出去玩的时候闺蜜还故意给我俩
创造了单独相处的时间，聊了什么内容我忘记了，但是对
他好像并不讨厌的感觉。后来我们加了微信，偶尔有一搭
没一搭地聊天，大部分时候都是他找我聊。我对他并不反
感，因为他讲话还蛮有趣的，脾气也温和。

　　之后他经常来我的学校和我一起吃饭，偶尔约我出去
玩。有一次我们一起出去爬山回来的路上，他问我愿不愿
意和他在一起试一试。因为之前的惨痛经历，这次我决定
直接告诉他我的情况，免得又白白浪费感情和时间。我直
接用肥皂洗掉手上的遮盖液，露出手指上的白斑，我以为
肯定会把他吓跑。没想到他冷静地举起我的手看了看，
说："你这也没太大事儿呀，不算多，不明显。"我说："我脚
上也有，背上也有，你会怕吗？"他说："不会，我之前见过这
个，不传染，也不痛。"然后他非常认真地看着我的眼睛，告

诉我,他并不在意我的白癜风,他认为女孩的外貌固然重要,但并不是最重要的。在他眼里,我善良、聪明、独立、有主见,但也胆小、脆弱、敏感、多疑。他希望走进我的世界,为我遮风挡雨,努力带给我幸福。我问他怎么和他家人说我的病,他说这是咱们自己的事情,没必要向他父母说,这个病对我们没有任何影响。我把之前男朋友的事情告诉他,我说我经历过,我很害怕再尝试恋爱。他说因为那时大家都小,都还没想好怎么去承担责任。但是现在不一样,我们都长大了,清楚以后在一起所要互相承担的责任。他说:"我很清楚我要跟你在一起,我不在乎这些!"就这样,我们开始谈恋爱了,一谈就谈了四年,后来我们结婚了,今年我们的宝宝刚满2岁,生活一直温馨和谐。

我把自己的经历分享出来,是想对女孩们说,亲爱的,不要害怕!即便我们有白癜风也不用自卑,只要我们努力做好自己的事情,不断去充实自己,让自己变得更好,终有一天我们会遇到心灵契合的对象,而他关注的不会仅仅是你的外表,心灵的默契和吸引会让你们的关系走得更远。

未来的路还很长,只有我们不放弃自己,珍惜自己,总会有光亮照进我们的生活。你若盛开,清风自来。

确诊：白癜风是什么症状，如何诊断

19 白癜风的典型皮损表现是怎样的

白癜风的典型皮损为乳白色或瓷白色色素脱失斑，边界清楚，无萎缩、硬化及肥厚等改变。白斑大小不等，可呈圆形、椭圆形、不规则形或线状。任何部位均可受累，暴露、摩擦及褶皱部较常见，如颜面、颈部、手部、腕部、前臂伸侧、腹部及腰骶处等，口唇、阴部及肛门黏膜亦可发病，累及毛发部位者可伴见白发或白毛。白斑可以单发、散发或泛发，可孤立存在，也可对称分布，或沿某一皮肤神经节段呈单侧分布。患者常无自觉症状，进展期可有短时瘙痒。白癜风无性别差异，出生后任何年龄均可发病，但以儿童及青壮年多见，约75%的患者在35岁以前发病。病程慢性迁延，长短不定。

大部分患者在春末夏初、暴晒、疲劳及精神压力下加重，少数稳定或自行好转。在进展期，白斑扩大、增多，边缘呈浅白色或灰白色，边界模糊，形成三色白癜风，易发生同形反应；至稳定期，白斑停止发展，呈乳白色或瓷白色，边界清楚，白斑中可见色素岛或白斑边缘色素加深。

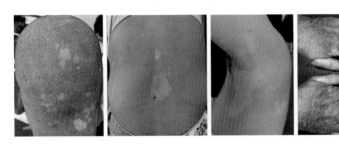

白癜风发生在身体不同部位的表现

20 哪些皮肤白斑不属于白癜风

　　不是所有表现为皮肤白斑的都是白癜风。皮肤白斑涉及许多疾病,可以是一种独立的皮肤病,也可以是某种疾病的一部分皮肤表现;可以是先天的,也可以是后天的;可能和遗传有关,也可能是感染造成的;还有许多白斑至今原因不明。

　　皮肤白斑除了见于白癜风,还可见于许多其他皮肤病。常见的表现为先天性白斑的有贫血痣和无色素痣;表现为后天或继发性白斑的有老年性白斑、花斑癣、白色糠疹和继发于炎症性皮肤病的白斑等。少见的有斑驳病、结节性硬化的柳叶白斑和许多综合征的皮肤白斑。

　　导致身体上出现白斑的其他疾病还有特发性点状色素减少症、白化病、点状白斑病、梅毒、特应性皮炎、苯丙酮尿症、伊藤色素减少症、盘状红斑狼疮等。因此,皮肤出现白斑时,不要断然认定患了白癜风,而应该去看医生明确诊断。

21 诊断白癜风的有力"武器"有哪些

　　医生可通过伍德灯检查、皮肤镜观察、共聚焦激光扫描显微

其他常见皮肤白斑

病名	发病特点	典型皮疹表现	病因
白色糠疹（单纯糠疹）	好发于儿童	面部局限性色素减退斑,而非色素脱失斑,皮损边缘境界不清,表面常有细碎鳞屑	尚不明确,可能与特应性皮炎、过敏、微量元素缺乏、日晒、感染有关
花斑糠疹（花斑癣）	好发于青壮年,背、肩、胸等皮脂腺丰富的部位	圆形或卵圆形,大小不等的色素减退或淡褐色斑,表面覆盖糠状鳞屑	真菌（马拉色菌）感染
贫血痣	多见于出生不久的婴儿或儿童,终身不退	大小不一,边界清晰但不规则的圆形、卵圆形或条索状的苍白色斑,经摩擦或拍打后白斑不发红,而白斑周围皮肤充血发红,从而显得白斑更加明显	先天性局限性血管发育缺陷
无色素痣	多见于出生时或生后不久的婴儿	局限性不完全色素减退斑,境界模糊,边缘多为锯齿状,可随身体发育而扩大,但白斑区内色素不合再生,持续终身不变	先天性色素减退斑,病因不明
炎症后色素减退	继发于多种炎症性皮肤病后	炎症性皮肤病消退后原处遗留色素减退斑,如烧伤或溃疡愈合后的瘢痕处、红斑狼疮处、扁平苔藓、硬化萎缩性苔藓、湿疹、皮炎、银屑病等	皮损处黑素细胞消失,或角质形成细胞异常导致黑素输入或降解障碍
老年性白斑	好发于45岁以上人群	躯干四肢部位针头至豆粒大小,圆形或椭圆形的乳白色或瓷白色斑疹,表面稍凹陷,常多发	老年性皮肤色素退化现象
白化病	多见于出生时的婴儿	全身皮肤和毛发色素减退,皮肤颜色不随年龄增长而变化,伴有眼球震颤、畏光、视力低下等眼部症状	基因突变导致黑素缺乏的遗传病

镜(皮肤CT)、皮肤病理活检等协助诊断白癜风。

（1）伍德灯检查

伍德灯可以发出长波紫外线,照在正常皮肤上光线被黑素吸收而呈现出暗色,而照在缺乏黑素的皮肤上光线则被散射和反射呈现亮白色荧光。伍德灯常用来鉴别白癜风和表现为皮肤白斑的其他皮肤病。伍德灯下白癜风的皮损为亮白色,与周围正常皮肤的暗色对比鲜明,界限清楚。而白色糠疹、无色素痣、结节性硬化、炎症后色素减退斑、麻风病的色素减退斑在伍德灯下为黄白色或灰白色;花斑癣为棕黄色或黄白色;贫血痣的淡白色皮损则不能显现。

伍德灯检查能帮助确定临床症状不太典型的早期白癜风皮损,并且帮助判断病情分期及判定疗效。当伍德灯下皮损面积>自然光下目测面积,皮损颜色呈灰白色,边界欠清时,提示白癜风处于进展期;伍德灯下皮损面积≤自然光下目测面积,皮损呈亮白色,边界清晰时,提示为稳定期。

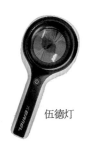

伍德灯

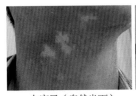

白癜风（自然光下）

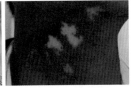

白癜风（伍德灯下）

伍德灯下白癜风的表现

（2）皮肤镜观察

皮肤镜的本质是一种可以放大数十倍的偏振光皮肤显微镜,是用来观察皮肤色素性疾患的利器,能协助医生观察到表皮、表皮与真皮交界处及真皮浅层肉眼不可见的细微结构和颜色变化。白癜风的皮肤镜图像特征主要包括瓷白色/乳白色背景、毛囊周围色素残留、网状色素减退、星爆现象等。

（3）共聚焦激光扫描显微镜（皮肤CT）

皮肤CT利用计算机三维成像技术，直观、动态、无创地观察皮肤病发生、发展情况和治疗效果，是目前最具临床应用价值的无创皮肤影像学技术，可作为判断白癜风分期的一个辅助方法。进展期皮损的皮肤CT表现为表真皮交界处色素环不完整，与周边正常皮肤边界不清，周围可见高折光性细胞；稳定期白癜风皮损表现为表真皮交界处色素环完全缺失，边界清晰，无炎症细胞浸润。

（4）皮损组织病理学检查

组织病理是疾病诊断的金标准，然而绝大多数白癜风的诊断无需组织病理帮助。少数临床表现不典型白癜风可借助皮损组织病理学加免疫组化Melan-A可明确诊断。典型白斑处表皮黑素细胞与色素颗粒完全缺失，DOPA或Melan-A染色阴性，进展期皮损边缘真皮中可见淋巴细胞浸润。

22 需要化验哪些血液指标

白癜风患者的血液中无特异性指标，一般不需要抽血化验协助诊断。但因白癜风容易合并自身免疫性甲状腺疾病，所以，临床诊断为白癜风的患者可进一步检测血清中甲状腺激素、抗甲状腺过氧化物酶抗体和抗甲状腺球蛋白抗体等，以排查是否合并有自身免疫性甲状腺疾病。

对临床症状提示有自身免疫性疾病或综合征的患者，应检测血清中相应的自身抗体。

23 医生早期诊断白癜风有什么依据

白癜风的诊断主要依据典型皮损特征和伍德灯检查。典型皮损为皮肤黏膜白斑,伍德灯下白斑区见亮白色荧光,并排除了表现为皮肤白斑的其他疾病,方可以诊断为白癜风。

诊断白癜风时还需根据病史、临床表现和辅助检查确定白癜风的分型和分期,这对制定诊疗方案、评判治疗效果、评估患者预后具有重要指导意义。根据白斑分布模式不同可将白癜风分为非节段型、节段型、混合型及未定类型四型,其中非节段型白癜风也称为寻常型白癜风,占所有白癜风的 60% 左右,节段型和混合型约占 10%,而未定类型占 30% 左右。根据病情活动情况可将白癜风分为进展期和稳定期,判定标准主要参考白癜风疾病活动度评分(VIDA 积分)、是否有同形反应和伍德灯下白斑的表现。进展期和稳定期治疗的侧重点有所不同。

24 白癜风分为哪些类型

目前国内外主流观点将白癜风分为四种类型:非节段型(寻常型)、节段型、混合型及未定类型。

(1)非节段型(寻常型)白癜风

白斑常散在分布于全身,或对称分布于手足肢端,患者常合并其他自身免疫病或有相关家族史。寻常型白癜风发病年龄相比节段型白癜风更晚,皮损好发于受压、摩擦或外伤部位。

寻常型白癜风又可分为散发型、泛发型、面肢端型和黏膜型,其中散发型白癜风是最常见的临床类型。寻常型白癜风最早可能表现为面肢端型,后可逐渐进展为散发型或泛发型。自身免疫、精神应激障碍、氧化应激、遗传和环境因素可能在寻常型白癜风的发病机制中起主要作用。散发型指白斑≥2块，面积≤50%体表面积；泛发型为白斑面积＞50%体表面积，多由散发型发展而来；面肢端型指白斑主要局限于头面、手足，尤其好发于指（趾）远端及面部口唇周围；黏膜型指白斑分布于2个及以上黏膜部位。

（2）节段型白癜风

通常指白斑沿某一皮肤神经节段分布（完全或部分匹配皮肤节段）的单侧不对称白癜风。大部分患者为单节段型，少数可双侧或多节段分布。最常见的受累部位是头面三叉神经皮节，表现为面部或头皮呈单侧带状分布的白斑，常伴有白发。与寻常型白癜风不同的是，节段型白癜风患者发病年龄较早，白斑一发生就进展迅速，而后很快进入稳定期，毛囊黑素细胞常早期受累出现白色毛发或白色胡须。节段型白癜风患者通常不伴有自身免疫病，其发病机制目前尚不清楚，与寻常型白癜风的发病机制可能不完全相同，可能涉及神经因素、体细胞嵌合及微血管皮肤归巢等机制。

（3）混合型白癜风

表现为同一患者同时具有节段型和寻常型白癜风的皮损，也有部分学者认为，这是寻常型白癜风的一个亚型。混合型白癜风患者通常先有节段型白斑，随后在几个月内逐渐扩展至累及双侧的寻常型白斑，通常节段型白癜风白斑面积更大。

（4）未定类型白癜风

以往通常将未定类型白癜风称为局限型白癜风，归为寻常型白癜风的一个亚型。目前最新的共识是将持续2年以上没有进展的局限型白斑定义为未定类型白癜风，该局限型白斑表现为孤立的单片小面积色素脱失斑，面积＜1%体表面积。

25 如何判断白癜风处于进展期还是稳定期

根据白癜风病情在近期内是否活动而将白癜风分为进展期和稳定期。进展期患者病情活跃，近期内白斑面积有扩大或新发白斑；稳定期病情稳定，白斑面积缩小或维持不变。对临床医生而言，准确判断白癜风的病情分期对评估患者预后和选择个体化的治疗方案很重要。然而，因白癜风病情进展过程中缺乏红斑、脱屑、瘙痒等临床症状，准确判定分期有一定难度。

判定白癜风分期可通过白斑的表现、同形反应、白癜风疾病活动度评分（VIDA）、伍德灯检查，同时参考皮肤CT、皮肤镜等进行综合判断。

进展期白斑的临床特征包括碎屑样改变、三色征和同形反应（Koebner现象）。碎屑样改变是指在陈旧性白斑周围出现大小为1～5毫米，碎屑样散在分布的淡白色斑，常出现于足背，手背等部位。碎屑样改变预示白斑面积有扩大趋势。三色征是指色素完全脱失斑和正常皮肤之间出现宽窄不一的色素减退过渡条带，形成三种颜色不同深浅的区域，好发于非暴露部位。三色征中色素减退过渡条带通常是一种正在变迁中的暂时性状态。

同形反应是指在外观正常皮肤上1年内由于皮肤损伤而引起的色素脱失斑。损伤可以是物理性（创伤、切割伤、抓伤、机械摩擦、持久压迫、热灼伤、冷冻伤）、化学性、过敏性（变应性接触性皮炎）或其他炎症性皮肤病、刺激性反应（接种疫苗、文身等）、治疗性损伤（放射治疗、光疗）等。同形反应在白癜风中发生率为21%～62%。白癜风患者出现同形反应时，预示着白斑可能出现新发和进展，并且此时对治疗反应较差、白斑复色不佳。稳定期白斑周围正常皮肤色素加深，白斑中可见点状色素岛。

使用 VIDA 评定标准需请患者回忆自就诊之日向后回推一段时间内,白斑是否有新发或面积扩大,进行分数累加。总分≥1 分即为进展期,总分＞4 分为快速进展期,总分≤0 分为稳定期。VIDA 的缺陷在于患者的回忆不一定完全准确,不一定与 VASI 评分匹配。

白癜风活动度评分(VIDA)

疾 病 活 动 度	VIDA 评分
近 6 周内出现新皮损或原皮损扩大	+4
近 3 个月内出现新皮损或原皮损扩大	+3
近 6 个月内出现新皮损或原皮损扩大	+2
近 1 年内出现新皮损或原皮损扩大	+1
至少 1 年内稳定	0
至少 1 年内稳定或有自发色素再生	−1

此外,还可通过伍德灯检查来分辨进展期或稳定期。伍德灯下出现边界模糊不清的灰白色斑片,灯下白斑面积大于自然光下目测面积,提示皮损处于进展期。伍德灯下白斑呈亮白色且边界清晰,灯下白斑面积等于或小于自然光下目测面积,提示白斑处于稳定期。

26 怎样评估白癜风皮损的严重程度

白癜风皮损的严重程度和疗效评价主要基于准确而客观地计算白斑面积。白癜风皮损面积评估主要分为主观评估、半客观评估和客观评估。客观评估方法包括网格法和 Image 法,但两者均必须依赖专业电脑软件和专业的操作人员,不便于临床应用,也不适用于皮损面积较大的白癜风患者。目前,临床上常用的是半客观评估方法,包括简单方法和临床常用的白癜风面积评分指数(VASI)、白癜风欧洲工作组评分(VETF)。

(1)简单方法

用患者自己的手掌面积来估测白斑的面积,一个手掌面积约为自身体表面积的 1%。1 级为轻度白癜风,全身白斑面积<1%体表面积;2 级为中度白癜风,白斑占 1%~5%体表面积;3 级为中重度白癜风,白斑占 6%~50%体表面积;4 级为重度白癜风,白斑>50%体表面积。对于面积<1%体表面积的白斑,可参考手掌指节单位估算,1 个手掌面积分为 32 个指节单位,掌心面积为 18 个指节占 0.54%,1 个指节占 0.03%。

(2)白癜风面积评分指数(VASI)法

将体表分为 5 个区域计算色素脱失面积,分别为双手、双上肢(不包括手)、躯干、双下肢(不包括足)和双足。其中,腋部计入上肢,腹股沟、臀部计入下肢。面部和颈部不计入最终评分,可另行评估。色素脱失面积通过手掌法来估计,即一个手单位(包括手掌和所有手指的掌面)按体表面积的 1%计算。色素脱失程度分为 7 级,依次为 0(无色素脱失)、10%(仅有少量点状色素脱失)、25%(色脱失面积小于未脱失面积)、50%(色素脱失面积等于未脱失面积)、75%(色素脱失面积大于未脱失面积)、90%(残存少量色素斑)以及 100%(色素完全脱失)。VASI 总分为全身各区域皮损手掌单元数×该单位色素脱失程度的积,分数范围为 0~100。VASI 法能较全面地反映白癜风病情严重程度及变化,分值越大表明皮损的面积和活动性越大。但由于面颈部皮损未纳入最终评分,因此 VASI 法不适用于面颈部受累严重的白癜风患者。

(3)白癜风欧洲工作组评分(VETF)

包括色素脱失面积、色素脱失程度和皮损扩展情况的评价。

色素脱失面积是基于体表面积九分法计算,将体表分为 4 个区域,头颈部(0～9%)、躯干部(0～36%)、上肢(含手)(0～18%)和下肢(含足)(0～36%)。手、足在评估色素脱失程度和皮损扩展情况时予以单独评估,为第 5 个区域。如果患者年龄小于 5 岁,则头颈部占 18%,下肢占 27%,其余体表部位面积不变。色素脱失程度分为 0～4 期,通过伍德灯对每个区域最大的斑片进行评估。0 期为色素正常(无色素脱失);1 期为不完全色素脱失(包括点状色素脱失、三色白癜风、均匀的色素减退),伴或不伴极少量白发;2 期为完全色素脱失,伴或不伴极少量白发;3 期为毛发变白<30%;4 期为完全白发。将 5 个体表区域按照 0～4 分打分,总分为 0～20 分。皮损扩展情况则是先在自然光下检查每个区域最大斑片的边缘,然后在伍德灯下复检。通过比较两者的差别,将皮损扩展情况分为 3 级。0 分为两者皮损边缘相似;＋1 分为伍德灯下皮损边缘大于自然光下皮损边缘;－1 分为伍德灯下皮损边缘小于自然光下皮损边缘。同样将 5 个体表区域按照－1～＋1 分打分,总分－5～＋5 分。

VETF 法采取九分法评估皮损面积,相比 VASI 法,它更适合皮损面积大的白癜风患者。在色素脱失方面,由于白癜风皮损复色有赖于毛囊中残存黑素细胞的数量,因此 VETF 法纳入对毛发情况的评估能更好地判断疾病严重程度。另外,该评分较 VASI 法还增加了对皮损扩展情况的评估,这有助于判断疾病进展及预后。但是 VETF 法需要选取各区域最大皮损在自然光及伍德灯下依次检查,步骤较多,耗时偏长,且需要专业器材辅助。

27 晕痣是白癜风吗

晕痣以色素痣周围绕以均匀的色素减退环为其临床特征,发

病率为 1%,好发于儿童和青少年。单发
性晕痣好发于躯干,多发性晕痣好发于背
部,无明显性别差异,也无任何自觉症状。

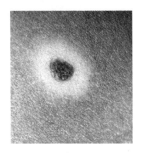

晕痣

晕痣的具体发病机制尚不十分清楚,
目前大部分学者认为晕痣是一种由细胞
毒性 T 细胞介导的自身免疫反应。关于晕
痣和白癜风的关系存在很大争议,但多数
学者认为晕痣是白癜风的一种特殊类型。

晕痣的治疗也存在两派意见,激进派认为晕痣如果不及时切
除,将有可能出现白癜风,应该在白癜风发生前尽早切除,以预防
白癜风的发生。保守派认为晕痣属于良性病变,可不予治疗,定
期复查。如果影响美观,可采取手术切除、冷冻或激光祛除,但中
心痣祛除后,周围的色素脱失斑不一定能复色。

28 白癜风病情进展有哪些信号

常见的白癜风病情进展的信号有:白斑的边缘变得模糊、出
现三色征、纸屑样变化、色素减退斑等,或白斑面积向外扩大,有
新出现的白斑,白斑处出现红斑伴瘙痒,原先正常皮肤处因皮肤
损伤而出现同形反应,这些都是白癜风病情活动,白斑可能进展
的信号。伍德灯下白斑面积大于自然光下目测面积,白斑颜色呈
灰白色,边界欠清也提示为进展期,需要引起重视,及时治疗。

29 什么是同形反应

同形反应是正常皮肤在受到非特异性损伤后,诱发与已存在
的某种皮肤病皮损表现相同的一种现象,在白癜风、银屑病、扁平

疣、白塞氏病中较为常见。白癜风的同形反应是指皮肤炎症或外伤后 1 年内局部发生白斑或原有白斑扩大的现象。

诱发同形反应的损伤包括物理性损伤（针刺伤、切割伤、抓伤）、机械性摩擦、化学性/热灼伤、过敏性或刺激性反应（接触性皮炎）、治疗性损伤（放疗、光疗）、慢性压力、炎症性皮肤病等。同形反应是白癜风患者的一种常见临床表现，也是白癜风的激发因素之一，同时它也是判断白癜风病情是否为进展期的重要依据。

同形反应大多出现在白癜风的进展期，静止期若出现同形反应，则提示病情可能要有发展。同形反应一般是表皮基底细胞层或真皮受到损伤时才会发生，若仅损伤角质层或角质下层，一般不会引起同形反应。白癜风的同形反应大多认为属于自身免疫现象。治疗上，近期出现同形反应的患者应避免外用刺激性强的药物、光化学疗法以及自体表皮移植疗法。

30 可以根据单个白斑判断白癜风病情进展吗

正确判断白癜风病情进展或稳定对治疗方案的选择非常重要，但白癜风病情"活动"还是"稳定"却很难界定。若仔细观察会发现，同一患者身上不同白斑处于不同病情阶段的情况并不少见，常常可以同时见到处于消退期、稳定期和进展期的白斑。因此对患者病情"整体"稳定的评价并不可靠，而对单个白斑稳定性的评估可能更为可靠。

建议对每一处白斑独立分析，采用拍摄照片的方法对比过去12 个月中白斑面积的变化，并结合患者自己的观察和参考临床评分系统（VASI 或 VETF）综合评价单个白斑的稳定性。白癜风欧洲学组制定的评价系统和白癜风面积评分指数（VASI）都采纳这种基于单个白斑评价病情稳定性的方法。

家有"小白人",母亲的爱心守护

我的孩子在五岁时确诊白癜风,一经诊断立即治疗,至今已坚持了五个半月。今天去医院复查,原先白斑的部位在伍德灯照射下已经基本没有荧光了,肉眼也看不出白斑了。医生告诉我可以停止光疗,后面改用涂药维持治疗不复发就行了。想起这五个月的煎熬和辛酸,我真想大哭一场!父亲之前安慰我说,对于人生,再痛苦的事情,我们几个月之后再看,几年之后再看,就会觉得一切都云淡风轻了。尽管我现在还远没有放松到云淡风轻的程度,但是悬了半年的心还是放下许多。我在陪同孩子看病的过程中认识了很多患友,得到了很多患儿父母的鼓励和安慰,也被分享很多宝贵的治疗经验。是他们的鼓励和支持一直支撑着我,让我相信,只要坚持治疗,孩子就一定会痊愈。我把自己五个多月来的所有的看病经历和经验做个整理,希望能帮助到更多的人。

孩子在 2020 年 6 月拍证件照的时候发现嘴角有一个白点,当时摄影师说:"这小家伙怎么照相都没有把嘴巴擦干净?"到 8 月我突然发现白点越来越大,变得有硬币那么大了。8 月 16 日晚上,我在线问诊了医生,当时医生告诉我是白癜风。听到这三个字的瞬间,我的眼泪掉下来了。相信每个妈妈都能体会到那种绝望的感觉。但是我还是抱着一丝侥幸,第二天一早带孩子去了市儿童医院。医生用伍德灯给孩子做了检查,确诊了,看病的全程我都流着眼泪。之后的整整一周,我都不知道自己怎么熬过来的,不知道哭了多少次……上班的时候就像个疯子一样,一刻也不敢让自己闲下来,感觉自己快要崩溃了……不知道为什么老天让这个病发生在自己孩子身上,孩子才五岁啊!他本还有那么美好的未来……我不停地在内心深处问自己,反省自己,是自己不够尽责,没有照顾好孩子。

我发病一样每天在网上查疾病科普、医院和专家信息,也买了医学专业书来看。在了解疾病的知识和目前治疗的现状后,我逐渐恢复了理智。相信每个妈妈都有过那种体会,从确诊之后,看孩子皮肤哪都像是白斑。于是我买了伍德灯回来给孩子做了全身检查,发现孩子只有嘴角有硬币大小的白斑,我告诉自己一定要冷静下来,积极勇敢面对!我慢慢调整心态,开始带孩子治疗。在这里想说的是一定要早发现早治疗!在病情进展期的时候,白斑会发展得很快的。从一开始的小拇指大小,2个月以后就已经有一元钱硬币大小了。而且一定去正规公立三甲医院治疗,别去"专科医院",花钱多不说,还可能耽误孩子的病情。

我曾经很想知道孩子的病是什么原因引起的,仔细回忆了一下我和孩子他爸的家族史。孩子姥爷的弟弟53岁发现有白癜风,但不严重,只是手指上有。我担心孩子是遗传导致的,于是咨询本地有名大医院的专家,她耐心地告诉我们,这个病跟遗传没多大关系,主要还是孩子紧张焦虑导致的。我于是问孩子害怕什么,孩子说害怕一个人。

之前爷爷一个人带孩子的时候,有一天去买菜,把弟弟跟姐姐两个人放在家里,之后弟弟就哭了。从那之后孩子就经常害怕一个人在家。对于白癜风的诱发原因我们不必要太纠结或一定要刨根问底,那么多医学专家都说不清,何况是我们普通人。但是坚持锻炼,健康作息以及规律饮食对预防疾病发生和进展很重要。

我们在医院一经明确诊断就立即开始给孩子治疗。口服复方甘草酸苷片,每日两次,每次一粒。吃这个药期间孩子容易喊累,除了保证孩子充足睡眠,还要经常给孩子做心理疏导,告诉他男子汉要勇敢。服药三个月后复查,医生让孩子停止药物,说不能单纯依靠药物,也得让机体自己调节。

我遵医嘱开始给孩子涂0.03%他克莫司乳膏,每日一次,晚上在孩子睡着以后涂抹。此外,每周两次进行308纳米准分子激光治疗,连续5个月时间里累计照光了约40次,剂量从一开始200毫焦/平方厘米逐渐增加到1240毫焦/平方厘米,每次剂量都是加30毫焦/平方厘米。

渐渐地,孩子的口周及口唇黏膜部位白斑已经全部复色。从确诊开始,很多医生告诉我黏膜部位不好恢复,治疗目标以稳定不发展为主。这基本就是含蓄地告诉我:你可以放弃治疗黏膜部位了。但是五个月治疗下来,伍德灯下孩子的嘴唇黏膜部位没有荧光了,肉眼也看不出来白斑。每个孩子的情况不同,对治疗的反应也不一样,先坚持治疗一段时间试试看,谁知道结果怎样呢,不要让别人影响自己的心情。

关于饮食，我一开始让孩子吃什么黑豆、黑芝麻，不敢让孩子吃橘子等维生素C含量大的水果。但咨询医生说饮食不需要忌口之后，我就彻底放开了，孩子想吃啥吃啥。不限制他，别让他觉得自己有病，他开心高兴就好，精神放松有助于白斑复色。

我看到有患友说"现在治疗好了，坐等复发"，也见过一位患友对这个问题做过最完美的解答，说复发就跟炒菜时把菜外面炒熟了但是里面还没熟透，那我们坚持治疗把他炒透了就好了。这个病本身就是一个慢性病，着急不来的。关于春季如何预防复发的问题，我问过国内顶级医院的教授，他建议坚持涂抹他克莫司乳膏，同时口服复方甘草酸苷片，每天吃一片连续吃两个月。

在孩子确诊之初，我曾经非常痛苦，心态几度接近崩溃，但是家人一直安慰我，说："不就是个皮肤病么，不痛不痒，又不是要命的病，控制就好了，治疗就好了！"没错，我们积极治疗，这个病恢复起来比较慢，我们要有耐心。这是一场持久战，唯有平和的心态，长久的坚持，最终才能战胜它！当孩子的白斑中逐渐长出小黑点，我特别开心，看到了希望。光疗开始后，我曾经每次光疗后都给孩子拍一张照片，和发病之初进行对比并记录，然后每次复诊时拿给医生看，每次都追着医生问是否有好转。医生告诫我说，不要这样频繁地拍照片对比，这会无形中增加自己的焦虑。于是我不再频繁给孩子拍照，只每周用伍德灯检查一次，每周三周六按部就班地带孩子去照光，每天坚持涂药。这样下来，感觉心情放松了很多，不再像之前那么焦虑了。

我不敢回想陪孩子治病的这半年是怎么熬过来的，真的太痛苦了！不过现在调整过来好多了。人生困难的事情太多了，你永远不知道下一秒会面临什么困难和意外。白癜风真的没有那么恐怖，就算治好以后再复发，我们再继续治疗就好了，至少孩子不疼不痒的，治疗也很温和，比起那些需要靠打针、手术治疗的病好太多呀！完全可以把白癜风比成湿疹，都是慢性皮肤病，都需要长期用药控制，都可能复发，为什么偏要把白癜风想得那么恐怖？

　　我们家长只有自己先不害怕不紧张，才能帮助孩子有勇气和力量去战胜白癜风！坚持治疗，相信下一个痊愈的一定会是你的孩子！加油！

第三章　确诊：白癜风是什么症状，如何诊断

第四章

治疗：白癜风该怎么治疗

31 如何和医生一起制定合适的治疗目标

目前治疗白癜风的方法虽多，但不同疗法对不同患者，甚至不同部位的白斑疗效差别很大，且疗程较长，需要患者投入的时间很多、治疗费用较高。在综合权衡时间、金钱的投入与治疗效果之比后，不同患者对治疗的期望值出现了很大的分化。

白斑发生在颜面或手部等暴露部位的患者，常常会迫切地期望能使白斑尽快完全恢复到正常皮肤颜色；而白斑发于腰腹、外阴等隐蔽部位者，则多期望白斑不再扩大或者新发就行。刚刚发现的白斑，面积小而局限者，多希望能完全治好恢复正常肤色，而病程长、白斑范围广者，则只期望将头面部位的白斑尽量恢复正常肤色，其他部位的白斑只求不再发展就行。患儿的家长除了要求将白斑治好，恢复正常肤色以外，还担心用药的安全问题以及白斑治好后是否会复发。老年患者则多数更担心治疗的花费，对白斑的治疗要求多是不要继续扩大就行。

因此，在治疗开始前，患者或患儿父母应与医生充分沟通，和医生一起制定合适的治疗目标。患者与医生充分讨论现有治疗方法的局限性可能有助于确立切合实际的治疗目标。

　　白癜风总的治疗目标是进展期控制病情发展；稳定期促进白斑复色；长期维持治疗以预防白斑复发。但针对不同个体及不同部位的白斑，治疗目标可能存在一定差异。患者和医生共同制定治疗目标的参考因素主要有白癜风的严重程度（白斑面积和部位）、病情活动度（处于稳定期还是进展期）、患者偏好（包括可以承担的治疗费用和方便程度）以及对治疗的反应（疗效评估）等，应综合考虑，采取早期、个体化的联合治疗方案，鼓励坚持治疗及维持治疗。

32　进展期和稳定期白癜风治疗的侧重点有什么不同

　　进展期白癜风的主要治疗目的是尽快稳定免疫系统，控制白斑扩大。治疗上应及时予以系统性免疫调节剂和抗氧化剂，如口服或肌注糖皮质激素类药物、复方甘草酸苷、口服中药等，外用药物可选择糖皮质激素或钙调磷酸酶抑制剂等，也可外用低浓度的光敏药，维生素 D_3 衍生物、抗氧化剂等。进展期外用药物的选择原则有以下 3 条。

　　（1）具有免疫抑制作用的药物，以控制白癜风早期皮损处的淋巴细胞浸润、保护黑素细胞免受免疫细胞的攻击。

　　（2）恢复黑素细胞及其周边角质形成细胞以及微环境的正常功能，使得黑素细胞能够正常进行黑素合成及黑素小体转运。

　　（3）选择刺激性较小的药物及基质，以避免发生由于药物或基质的刺激性而诱发的同形反应。

　　稳定期白癜风的治疗目的为刺激毛囊中黑素前体细胞分化，增强黑素细胞的增殖活力和迁移能力以及促进黑素合成和黑素小体的转运。治疗应选择各种促进黑素合成、黑素细胞增殖的外用药物及联合使用紫外线光疗，可配合中药口服，顽固性稳定期白斑也可外科治疗。外用药物可选择光敏性涂剂、糖皮质激素、钙调磷酸酶抑制剂、维生素 D_3 衍生物等。

33 白癜风进展很快该怎么办

白癜风是一种难治性的皮肤病，患者的病程越长、白斑面积越大，则疗效越差。故及时、尽早控制病情进展，促进病情迅速稳定，将白斑控制在最小范围内是治疗进展期白癜风的首要目标，也是获得良好疗效和预后的关键。

自身免疫理论是白癜风发病的最主要学说，现有证据证实淋巴细胞对黑素细胞的破坏是导致皮肤色素脱失的直接原因，其他学说中强调的致病因素可能最终都落实到免疫细胞对黑素细胞的破坏。最新研究认为，机体内部免疫失衡可发生于皮损出现前的5~7周，因此免疫抑制剂的早期介入是白癜风治疗的关键，要把进展期白癜风当作一种"急症"来处理。无论是寻常型白癜风还是节段型白癜风，在快速进展期均需迅速控制病情，防止白斑继续扩大或新发。特别是节段型白癜风，在发病早期白斑常迅速扩大，故及早控制显得尤为重要。

控制白斑进展的治疗方法有口服或肌注糖皮质激素类药物、复方甘草酸苷、口服中药等系统性免疫调节剂和抗氧化剂，外用药物糖皮质激素或钙调磷酸酶抑制剂、低浓度的光敏药，维生素 D_3 衍生物等。

34 控制白斑发展有哪些有效方法

（1）调节系统免疫功能

糖皮质激素是最经典的免疫抑制剂，可抑制免疫细胞的增殖和活化,从而控制白癜风病情进展。主要采用糖皮质激素小剂量口服疗法或注射给药。常采用泼尼松片口服,或复方倍他米松注射液注射治疗。系统使用糖皮质激素的不良反应包括体重增加、失眠、痤疮、躁动、月经紊乱等,不良反应的发生率为 12%～69%,因此在使用前应向患者详细交代,若有使用激素的禁忌证则要尽量避免使用。

复方甘草酸苷是日本制药企业于 1948 年开发,以甘草酸苷为主要成分,并含甘氨酸及蛋氨酸的复方制剂。其具有抑制免疫和炎症反应、抗氧化和促进黑素合成的作用,适用于包括白癜风在内的多种免疫功能紊乱性皮肤病的治疗。优点是具有与糖皮质激素相类似的作用,但不引起糖尿病、高血压、消化性溃疡、肾上腺皮质功能不全、库欣综合征、骨质疏松等激素的不良反应,因此在临床常作为激素的替代使用药物。长期或大量给药后部分患者出现血压升高、低钾血症、水钠潴留、水肿、尿量减少、体重增加等假性醛固酮增多症状。这些与患者个体差异、给药途径和剂量大小有关。同时口服螺内酯片可预防该不良反应。

其他免疫调节剂如转移因子、胸腺肽、卡介菌多糖核酸、匹多莫德等被称为免疫调节剂或免疫增强剂,具有双向免疫调节作用,在临床上常用于感染相关疾病、肿瘤及某些自身免疫病的治疗。但这些药物说明书中未写入治疗白癜风的适应证,而且从白癜风的发病机制看,此类增强免疫力的药物从理论上说应该与白癜风的治疗目标相反,目前仅仅在我国国内使用较多,而国际权威医学杂志中并无相关文献证实其治疗白癜风有效。因此,暂不推荐使用这些免疫调节剂治疗白癜风。

（2）局部外用药物

糖皮质激素适用于白斑累及面积<3%体表面积的进展期皮损。对于躯干和四肢皮损,建议外用超强效或强效糖皮质激素,

如卤米松；对于面颈部、皱褶部位及儿童，建议外用中强效糖皮质激素，如糠酸莫米松；外用弱效糖皮质激素一般无效。糖皮质激素对病程短的患者效果较好，有一定的促进白斑复色作用，外用1～4个月后可出现毛囊周围型及皮损周边型复色。但应避免用于眼周，面、皱褶及细嫩部位皮肤，用1个月后更换为钙调神经磷酸酶抑制剂以避免不良反应，肢端可持续使用3个月。糖皮质激素长期使用可导致局部的不良反应，包括皮肤萎缩变薄、毛细血管扩张、毛囊炎、多毛等。周期性或间歇性外用糖皮质激素可减轻局部的不良反应，方法包括：外用1周停药1周，使用6个月；外用5日停用2日，连续使用不超过3个月；每日1次，外用6～8周，停用数周后视情况判断是否需重复使用；应用3周后停用1周。如使用3个月无效，则建议停用。对于大面积皮损、皮肤薄的区域及儿童，不建议长期使用强效糖皮质激素治疗。

常用的钙调磷酸酶抑制剂包括他克莫司和吡美莫司。既可控制病情进展，又能促进白斑复色，可用于治疗进展期和稳定期白癜风。外用他克莫司和吡美莫司治疗白癜风在疗效上没有显著差异。在面颈部、生殖器及皱褶部位等区域长期使用激素容易引起皮肤变薄等不良反应，推荐外用他克莫司或吡美莫司。

（3）紫外线光疗

光疗具有一定的免疫抑制作用。最常用的紫外线光疗包括窄谱UVB(NB－UVB)和308纳米准分子光或准分子激光。快速进展期光疗剂量宜从低剂量起始，指南推荐100毫焦/平方厘米。

35 哪些方法可以促进白斑恢复正常肤色

（1）紫外线光疗

紫外线光疗是目前最强的促进白斑复色的疗法，可通过各种机制诱导白斑复色。治疗用紫外线主要包括窄谱中波紫外线(NB‑UVB)和308纳米准分子光或准分子激光。欧洲、美国、日本和我国制定的白癜风治疗指南均将紫外线光疗定为白癜风的优先推荐治疗方案。

NB‑UVB光疗是皮损面积＞5％体表面积白癜风的一线治疗方法。对于病程短的患者疗效更佳,早期光疗可推迟或避免毛发变白。NB‑UVB光疗是目前最安全有效的白癜风治疗方法之一,对儿童、妊娠期和哺乳期妇女也同样安全。不良反应包括照射部位皮肤红斑、瘙痒、轻度灼伤及疼痛等,在大多数情况下耐受性良好,红斑在治疗后数小时可自发性消退。目前NB‑UVB尚无致癌的证据,无安全治疗最多次数的相关数据。光疗应至少持续6个月以确定其效果。如照射48～72次无效,则建议停用。

308纳米准分子光或准分子激光比NB‑UVB诱导白斑复色更快,但两者达到的复色效果相似。由于准分子激光光斑较小,故仅适用于小面积皮损。308纳米准分子光与准分子激光治疗白癜风的疗效无显著差异,然而准分子光通常光斑较大,成本低,对于面积较大的皮损更适用。

采用紫外线光疗的患者要注意:光疗对于面颈部皮损复色效果最佳,其次为躯干和四肢,手足肢端较差。为防止光疗后皮肤干燥和瘙痒的不良反应,建议患者照光后立即使用润肤剂,光疗前不建议采用任何外用药。家庭光疗更便捷,方便患者坚持治疗。患者可购买家用紫外线治疗仪,遵医嘱在家中自行治疗,定期随访。大面积照射时需注意眼、面部及外生殖器的防护。光疗很少单一应用,常联合其他治疗方法以提高疗效。

（2）外用钙调磷酸酶抑制剂

外用钙调磷酸酶抑制剂具有促进白癜风复色的作用。体外实验证明他克莫司和吡美莫司均可促进黑素干细胞和黑素细胞的迁移和增殖，并可诱导黑素合成。同时，局部外用他克莫司可降低氧化应激反应，提高皮肤细胞的抗氧化能力。因此，国内外大多数白癜风诊疗指南中推荐将钙调磷酸酶抑制剂与紫外线光疗联合应用，可使 75％暴露部位白斑重新复色。

（3）维生素 D_3 衍生物

维生素 D_3 衍生物有一定的促白斑复色作用，常联合光疗或局部糖皮质激素治疗以获得更好的治疗效果。维生素 D_3 衍生物与光疗联合可加快白斑复色，并可减少光疗的累积剂量。

（4）外科皮肤移植

皮肤移植是以最快的方式补充白斑处缺失的黑素细胞以实现白斑复色的方法。对于进入稳定期的皮损，如果药物及光疗收效甚微，可进行外科治疗。目前常用的皮肤移植手术方法包括表皮移植、细胞移植和组织工程皮肤移植。

（5）其他疗法

还有抗氧化剂、米诺环素、酪氨酸激酶（JAK）抑制剂、前列腺素、中药等治疗方案，据报道对部分患者有一定效果，但因样本量较小，尚需更多临床研究以进一步验证疗效。

各种治疗方法所能达到的复色效果与白斑部位、皮损面积、患者年龄、病期、病程、临床类型等因素有关。面颈部皮损通常对治疗反应最好，可能因为该部位毛囊丰富，大量的黑素干细胞容易被激活。节段型白癜风早期常进展迅速，且通常伴随毛发变白，因此对药物及光疗不敏感。肢端型、黏膜型白癜风由于白斑处毛囊数量少或无，对各种治疗反应均差。儿童白癜风的疗效通常好于成人，病程越短、面积越小，疗效越好。

36 稳定期白癜风复色的四种方式

稳定期白癜风经过有效治疗,白斑的复色模式可表现为毛囊周围型、皮损边缘型、弥漫型和混合型复色。

（1）毛囊周围型复色

此型最为常见。在白斑区域内出现毛囊性色素点,初现时约针头大小,渐至粟粒、绿豆大小,色素点数目逐渐增多,互相融合成片,最后完全覆盖白斑。其机制可能是起源于毛囊单元内的黑素干细胞被激活并诱导成熟后向表皮迁移,不断移行到白斑区域,形成新的黑素细胞并分泌黑素所致。

（2）皮损边缘型复色

此型黑素细胞主要从白斑周边的正常皮肤中迁移而来,使得白斑面积从边缘开始逐渐缩小。但由于黑素细胞迁移能力有限,一般仅可迁移2～3毫米,因此边缘型白斑复色缓慢,对于大面积白斑复色不够理想。

（3）弥漫型复色

此型表现为白斑逐渐均匀一致地恢复到正常肤色,这是最为理想的复色模式。据推测,此型可能是白斑中黑素细胞出现功能抑制而非完全消失,经有效治疗解除了黑素细胞功能的抑制,因此白斑出现均匀一致地复色;另一种推测是,皮肤中存在不为人知的黑素细胞干细胞储库,这些储库的干细胞被激活后出现两种类型的迁移,即垂直向基底细胞层迁移和水平穿过白癜风边缘迁移,因而发生弥漫型复色。但临床上此种复色模式较为少见。

（4）混合型复色

毛囊周围型和皮损边缘型复色同时或先后出现,表现为白斑在边缘和中心同时出现色素恢复,此种复色方式往往提示治疗有效,大多数患者表现为混合型复色模式。

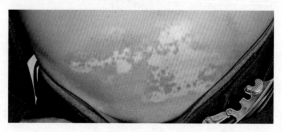

混合型复色图

37 白癜风常用治疗药物有哪些

（1）外用药物

糖皮质激素类有卤米松乳膏（卤米松/三氯生乳膏）、糠酸莫米松乳膏、丙酸氟替卡松乳膏等；钙调磷酸酶抑制剂类有他克莫司软膏（0.03%、0.1%）、1%吡美莫司乳膏；维生素 D_3 衍生物类有卡泊三醇（软膏、搽剂）、他卡西醇软膏；光敏性药物类有复方卡力孜然酊、甲氧沙林（溶液、搽剂）、复方白芷酊、祛白酊、外搽白灵酊；此外,还有盐酸氮芥酊。

（2）口服和注射药物

调节免疫类：糖皮质激素如醋酸泼尼松片、甲泼尼龙片、复方倍他米松注射液,还有复方甘草酸苷（片、胶囊）、白芍总苷胶囊。另外,尚有疗效存在争议的匹多莫德（片、口服液、颗粒）、转移因子（胶囊、口服液）、胸腺肽肠溶片、脾氨肽冻干粉、卡介菌多糖核酸注射液。

中成药类：白癜风胶囊、白癜风丸、白灵片、白蚀片、白驳丸、驱白巴布期片。根据不同辨证类型选用加味逍遥丸、血府逐瘀口服液（胶囊）、六味地黄丸等。

辅助治疗类：B族维生素有复合维生素B片、叶酸片；抗氧化剂有维生素E软胶囊、β胡萝卜素片（胶囊）、辅酶Q10胶囊、硒酵母片。

38 糖皮质激素可以治疗白癜风吗

目前已知导致白癜风出现皮肤白斑的原因，部分是自身免疫反应中CD8+T淋巴细胞过度活化、破坏了黑素细胞，黑素细胞破坏后诱导机体产生特异性自身抗体，进一步加重了黑素细胞的破坏。糖皮质激素可针对白癜风发病机制中的多个环节，控制疾病的发生及发展。糖皮质激素可降低白癜风皮损组织中T淋巴细胞的浸润，抑制针对黑素细胞的体液免疫及细胞免疫反应，从而保护黑素细胞不受免疫攻击。同时，糖皮质激素还可促进黑素细胞合成并转运黑素，从而促进白斑复色。

白癜风进展期应小剂量口服泼尼松片或复方倍他米松注射液肌内注射。泼尼松片15～20毫克/日，服用1～3个月，见效后每2～4周递减5毫克，至隔日5毫克，维持治疗3～6个月；复方倍他米松注射液1毫升肌内注射，每20～30天注射一次，可用1～4次或根据病情酌情使用。

局部外用激素适用于白斑累及面积＜3％体表面积的进展期白斑，应在发病初期尽早应用，以使类固醇皮质激素对于皮损处淋巴细胞的抑制作用达到最佳效果。稳定期可间断外用激素并联合其他外用药物和光疗、外科皮肤移植手术等。

39 糖皮质激素治疗导致的不良反应可怕吗

系统使用糖皮质激素可能导致部分患者出现体重增加、血糖升高、失眠、痤疮、躁动、月经紊乱等。局部使用糖皮质激素可能会出现皮肤萎缩和萎缩纹、激素性痤疮、毛细血管扩张、多毛症、皮肤感染、色素减退、创伤愈合延迟、激素性紫癜等。

周期性或间歇性外用糖皮质激素可减轻局部的不良反应,方法包括外用 1 周停药 1 周,使用 6 个月;外用 5 日停用 2 日,连续使用不超过 3 个月;每日 1 次,外用 6～8 周,停用数周后视情况判断是否需重复使用;应用 3 周后停用 1 周。如使用 3 个月无效,则建议停用。对于大面积皮损、皮肤薄的区域及儿童,不建议长期使用强效糖皮质激素治疗。

此外,联合应用钙调磷酸酶抑制剂、维生素 D_3 衍生物和光疗可减少激素累积使用量,从而减少不良反应。

40 他克莫司和吡美莫司可用于白癜风长期管理吗

他克莫司软膏和吡美莫司乳膏都属于钙调磷酸酶抑制剂,是一种非皮质类固醇类外用免疫调节剂,具有调节免疫、抗氧化、抗炎、促进黑素细胞迁移和黑素合成的作用。治疗进展期和稳定期白癜风时,可长期单独使用,也可联合其他疗法使用。两种药是治疗面颈部白癜风的首选外用药,黏膜部位和生殖器部位也可使用。使用频率一般是一日 2 次,治疗应持续 3～6 个月,如果有效,可作为维持治疗用药长期使用(>12 个月)。

不良反应和安全性:外用钙调磷酸酶抑制剂的局部安全性优于强效糖皮质激素,长期使用不会造成皮肤萎缩。最适宜用在面部和皮肤间擦部位、生殖器等区域,这些部位长期使用激素容易发生皮肤萎缩,而使用钙调磷酸酶抑制剂则不会引起皮肤萎缩。较常见的局部不良反应包括:使用早期出现皮肤灼热、瘙痒或疼痛感,几天后症状会逐渐消失,不需特殊处理可自愈。少见的局部不良反应包括痤疮、皮赘、酒渣鼻样皮炎、急性接触性皮炎、病毒疣等。眼周和口周皮损外用钙调磷酸酶抑制剂时应避免入眼入口,有腹泻等不良反应时应及时停药。

41 补骨脂素为何能治疗白癜风

补骨脂素是中药补骨脂的主要有效成分,属于呋喃香豆素类化合物,是最常用的白癜风光敏剂。光敏剂在光化学反应中吸收光子并将能量传递给其他不吸收光子的分子促使其发生化学反应。治疗白癜风时,补骨脂素可增加皮肤对紫外线的敏感性,通过细胞毒作用来激活酪氨酸酶,从而刺激黑素细胞产生黑素。

补骨脂素主要通过局部外用和口服给药。注射剂因不能明确是否安全,故暂不推荐。

局部外用可选 30% 补骨脂酊剂、0.1% 甲氧沙林溶液、复方卡力孜然酊制剂等,主要用于辅助光疗,提高光疗疗效。

治疗白癜风的中药组方中常用的补骨脂、白芷、乌梅、当归等药物多含有呋喃香豆素。也可口服甲氧沙林片,0.5 毫克/千克,每周 2～3 次,口服 2 小时后需联合 PUVA 或者 NB‐UVB 光疗,疗程与光疗疗程一致。

使用补骨脂素治疗期间需要严格避免阳光暴晒,保护正常皮肤,避免正常皮肤肤色加深,同时不能食用具有光敏性的食物(如酸橙、无花果、香菜、胡萝卜、芹菜等)及服用光敏性药物(如氯丙嗪、异丙嗪、氯喹、氢氯噻嗪、四环素类药物）。涂药后个别患者可能会出现皮肤瘙痒、红斑等光过敏症状，过度照射可引起红斑、水疱等晒伤样反应，此时需停药并对症处理。呋喃香豆素口服后在肝脏代谢，24小时内95％的代谢物从肾排出，服药期间建议定期检查肝功能，严重肝病患者不建议服用。

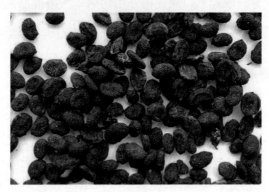

补骨脂

42 为什么医生最推荐使用 NB－UVB 治疗面积较大的白癜风

窄谱中波紫外线（NB－UVB）是主要波峰波长为 311～313 纳米的中波紫外线，可诱导皮损局部免疫抑制和细胞凋亡，促进黑素细胞增殖和黑素合成，适用于白癜风进展期和稳定期的治疗，可控制白斑进展、诱导白斑复色。NB－UVB 对儿童和成人均无全身毒性且安全性良好，目前是公认的治疗大面积散发型及泛发型白癜风的一线选择。

NB－UVB 机器成本不高，在医院治疗收费较为便宜，同时还有家用 NB－UVB 紫外线光疗仪可供患者购买后在家自行操作,节省了往返医院治疗的时间精力和交通成本,值得推荐。NB-UVB 光疗每周 2~3 次,进展期初始剂量建议为 100 毫焦/平方厘米,稳定期为 200 毫焦/平方厘米,根据照射后皮肤出现的红斑反应情况确定下一次照射剂量。

未出现红斑或红斑持续时间不超过 24 小时,治疗剂量应较上次增加 10%~20%,直至单次照射剂量达到该部位建议的最大剂量(单次最大剂量:面部为 1 500 毫焦/平方厘米,四肢、躯干为 3 000 毫焦/平方厘米,手足为 5 000 毫焦/平方厘米)。如果红斑持续 24~48 小时之后自发性消退,且无瘙痒、疼痛、水疱等不适症状,说明这个剂量是合适的,下次可以继续这个剂量。如果红斑持续超过 48 小时或出现瘙痒、疼痛、水疱等晒伤反应,则暂停照光,待症状完全消失后再继续下一次照光,下次治疗剂量减少 10%~50%。如出现平台期(连续照射 20~30 次后,无色素恢复)应停止治疗,休息 3~6 个月,然后再从初始剂量开始治疗。治疗 3 个月无效应停止治疗,只要有持续复色,光疗可持续使用。白斑完全复色后,光疗应停止,不推荐进行维持光疗。

目前国内外报道的 NB-UVB 最低治疗反应率(≥25%复色率):在治疗 3 个月、6 个月和 12 个月时≥25%复色率分别为 62.1%、74.2%和 75%;关于光疗最佳治疗反应率(≥75%复色率):在治疗 3 个月、6 个月、12 个月时≥75%复色率分别为 13%、19.2%、35.7%。总之,NB-UVB 是目前最安全有效的治疗方法,尤其适合治疗大面积散发型及泛发型白癜风。

43 促进局限型白斑复色最快的方法是什么

308 纳米准分子激光和准分子光都是以氯化氙(XeCl)为介质,通过不同技术条件,发出波长为 308 纳米的准分子激光或者准分子光,两者诱导白斑复色的疗效和不良反应无明显差别,准分子激光的光斑大小为 2 厘米×2 厘米,而准分子光的光斑更大,从 5 厘米×5 厘米至 8 厘米×10 厘米不等,适合于较大面积白斑的治疗。

根据目前的报道,308 纳米准分子光可使约 30％的白斑复色＞50％,18.5％的患者复色＞75％。出现复色的最低照射次数平均为 19.41 次,超过 50％复色的照射次数平均为 34.94 次。白斑复色的效果与白斑部位、治疗的频率和累积次数等因素有关。头面和躯干部位白斑复色效果好,见效快,而手、足及头皮皮损出现复色较慢,需要更高的照射剂量及更多的照射次数。

与 NB－UVB 相比,308 纳米准分子激光/准分子光具有更深的穿透力,可深达 1.5 毫米的真皮浅层,能更有效诱导 T 淋巴细胞凋亡和促进黑素细胞再生。308 纳米准分子激光或准分子光治疗白癜风疗效好,见效快,且不良反应小,它只针对皮损局部照射,不影响周围正常皮肤,可减少正常皮肤光老化。但因光斑大小所限,尚无半舱及全舱仪器,散发且面积大的白斑仍需 NB－UVB 治疗。

308 纳米准分子激光和准分子光仪器造价高,因此在医院治疗费用较高。目前市场上已有 LED 光源的家用 308 纳米准分子光疗仪售卖,不同品牌价格差别较大,患者可根据自身情况进行选购。

44 紫外线光疗有哪些注意事项

在照光前要做好准备工作:在光疗开始前应除去白斑部位的无辅助光疗作用的所有局部外用产品,包括防晒霜、粉底液等,因为它们可能会干扰紫外光穿透皮肤,从而降低光疗疗效。照光时建议佩戴护目镜,避免直视光源,防止紫外线伤害眼睛。

光疗期间应注意保护患者非皮损部位的皮肤，可采用厚布或纸板挖洞或涂抹防晒霜等方法遮挡正常皮肤，避免正常皮肤照黑后与白斑颜色反差大影响美观。

生殖器和乳晕部位皮肤娇嫩，一旦光疗过量引起黏膜灼伤，创面常常难以愈合，故应尽量避免照射这些部位。且光疗有可能增加男性生殖器肿瘤的风险，故 NB－UVB 治疗时应注意遮挡男性生殖器。

伴有眼睑部位白斑的患者可以接受紫外线光疗，因为 NB－UVB 难以穿透眼睑皮肤，但光疗过程中必须紧闭双眼，或佩戴具有紫外线防护作用的隐形眼镜以保护角膜。

患儿需在监护人陪同下，佩戴护目镜或配合闭目方可进行光疗。不能配合治疗的患儿，要避免全舱及半舱 NB－UVB 的大面积光疗，白斑局限者，可采用局部小面积 NB－UVB 或 308 纳米准分子光疗。需要注意的是，孩子皮肤稚嫩，与成人光疗不完全相同，不需追求皮肤照光后的微红现象，只要定期进行光疗即可，注意保护正常皮肤，切忌灼伤皮肤。孕妇照光的安全性尚不明确，需在患者知情同意的情况下慎重进行。

治疗区域在治疗结束后应避免额外的日晒，建议在光疗之后使用防晒指数（SPF）≥30 的广谱防晒霜，以避免阳光的照射，从而减少过量紫外线暴露发生光毒性反应的风险。

45 光疗会不会导致不良反应

光疗后的短期不良反应一般与过度日晒的反应相同，包括红斑、水肿，偶见水疱，伴瘙痒或疼痛。一旦发生应停止照光，进行冷敷、外涂炉甘石洗剂或糖皮质激素霜，及时处理水疱预防感染。待皮肤复原后再恢复光疗，重新恢复照光时首次照射剂量要适当降低。

长期 UVB 治疗的不良反应包括皮肤过度色素沉着、光老化及潜在的皮肤肿瘤风险。但目前的数据尚未发现白癜风患者皮肤肿瘤发病率增加。

46 光疗有哪些禁忌证

（1）绝对禁忌证

着色性干皮病、布卢姆（Bloom）综合征、系统性红斑狼疮、皮肌炎及发育不良痣综合征、黑素瘤患者或既往有黑素瘤病史者。

（2）相对禁忌证

光敏感患者（可采用低剂量光疗）、有黑素瘤家族史者、器官移植且接受口服免疫抑制剂者、皮肤癌高风险人群，以及日光性皮炎、日光性荨麻疹、癫痫病史、卟啉病、白内障、有放射性治疗或砷剂治疗史者等。

47 光疗百分百有效吗

白癜风的疗程较长，通常应坚持光疗 3～6 个月再评定疗效。黑素细胞的增殖和黑素的生成、移动、聚集，形成色素岛，覆盖白斑都是需要一段时间的，很少有人照光几次就能立竿见影。因此白癜风患者坚持光疗很有必要。若坚持光疗 3～6 个月有白斑复色，则可继续坚持光疗 1～2 年，甚至更久，光疗对人体比较安全。

光疗的效果存在个体差异，不是百分之百有效，通常对发病时间长、面积大、泛发性、肢端型、对称型、黏膜型的白癜风，光疗疗效不甚理想。该疗法无效时可改换其他方法和药物。稳定期、小面积的白癜风还可尝试皮肤移植手术。

光疗常联合外用药治疗，如补骨脂溶液或酊剂、复方卡力孜然酊等光敏药物可在光疗前半小时到 1 小时涂抹；他克莫司软膏、卤米松乳膏等外用药膏可在光疗两小时后或者早、晚穿插涂抹。外用药膏具有抗炎作用，有利于光疗后的皮肤修复。

48 为什么不推荐光化学疗法

经典的光化学疗法是口服或外涂 8-甲氧基补骨脂素后进行长波紫外线（UVA）照射的治疗方法，也称为 PUVA。曾经 PVUA 疗法是治疗白癜风的首选方法之一。但经过多年的临床使用，发现其疗效并不优于 NB-UVB，且不良反应多，包括光毒性反应和胃肠道不适，并有眼损害的风险，需要在治疗后 12～24 小时进行眼保护以预防眼损害。因此 PUVA 目前已被 NB-UVB 和 308 纳米准分子光疗完全取代，不再推荐使用 PUVA 治疗白癜风。

49 如何选择适合的家用紫外线光疗仪

如果患者无法每周到医院接受光疗，也可在医生指导下，由患者在家中自行使用专业家庭光疗产品进行治疗。进行家庭光疗的患者应该经专业人员指导，理解并掌握家庭光疗仪器的使用方法、注意事项，熟悉自身疾病的光疗方案及光照剂量的调整原则，能在院外规范地自行使用家庭光疗设备进行治疗，应定期返回医院接受门诊随访。

家庭紫外线光疗的适应证、禁忌证与医院内 NB-UVB 和 308 准分子光疗相同。家庭紫外线光疗照射剂量设置方法见产品说明书。

目前市场上各种有不同型号的 NB-UVB 紫外线光疗仪和 LED 光源的 308 纳米紫外线光疗仪，按治疗面积的不同可分为半舱式和便携式等,适合不同皮损面积及不同部位的治疗需求。半舱式照射面积大,适用于全身泛发型银屑病、白癜风、特应性皮炎等患者;便携式照射面积较小,可针对局部皮损部位照射,减少周围皮肤不必要的照射,适用于皮损面积相对较小的白癜风。目前家庭使用的多为便携式小型仪器,主要用于治疗白癜风皮损相对局限者。

家庭窄谱中波紫外线光疗常用设备

系列	适用病变	光源类型	光源数量（功率）	照射面积	特　点
便携式	皮损较小、局部病变	荧光灯管 LED 光源	1～4 支（9 瓦）多颗(8～16 瓦)	22 ～176 平方厘米 9 ～ 25 平方厘米	①患者可以手持照射器,方便照射病变部位;②可针对皮损照射,减少周围皮肤不必要的辐射;③配合光疗梳治疗头部皮损更安全方便;④LED 光源照射强度更高,使用寿命长
半舱式	皮损面积较大或全身泛发	荧光灯管	4～8 支（100 瓦）	175 厘米 × 54 厘米	①一般有微电脑处理器及数字显示屏,患者可根据需要自行设置照射时间或剂量,照射时间达到后机器自动关闭;②照射面积大,对于皮损较大的患者可节省照射时间

正确选择家庭光疗仪是进行家庭光疗的重要步骤,也是提高疗效、减少不良反应的重要措施。患者选择合适的家庭光疗设备,建议从以下几方面考虑:应购买由国家药品监督管理局(NMPA)批准、具有《中华人民共和国医疗器械注册证》且注册证书中的使用对象明确标注可供患者自行使用的光疗设备。根据患者皮损的大小、部位进行选择。皮损面积较大或全身泛发性皮损,建议使用半舱式光疗设备。便携式光疗设备适用于皮损面积较小的患者。特定部位可选择特殊设计的光疗设备或配件,如有的光疗仪配备治疗梳,治疗头部皮损更安全方便。建议患者选择可直接设置照射剂量或带有内置自动计时的家用光疗仪,以避免照射过量。

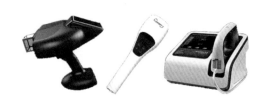

家用 308 纳米 LED 紫外线光疗仪

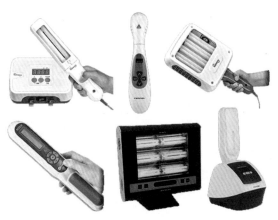

家用 NB - UVB 紫外线光疗仪

在使用家庭紫外线光疗时可联合局部和/或系统药物。光疗联合其他疗法的效果优于单用光疗，且可缩短治疗周期，减少光疗的累积量以及其他药物的剂量。常联合光疗使用的外用药主要有光敏剂糖皮质激素、钙调磷酸酶抑制剂、维生素 D_3 衍生物等。口服药物有糖皮质激素、中药制剂、抗氧化剂等。此外，在细胞移植或植皮手术前后使用紫外线光疗，可预防同形反应，巩固复色成果。

50 稳定期顽固白斑的终极治疗方法是什么

对于局部用药和光疗无效的稳定期白斑，移植手术是最后的选择。移植手术的目的是将健康的黑素细胞移植至白癜风皮损区，以便其增殖并迁移至脱色区域，重建表皮黑素单元，达到白斑复色的目的。该疗法常与光疗联用，可提高复色效率。

移植手术适用于稳定期白癜风，稳定期定义为在停用一切药物及治疗手段后无新白斑出现、旧有白斑无扩大，以及无同形反应，稳定 1 年以上者。尤其适用于节段型及未定类型白癜风，其他型别白癜风的暴露部位皮损也可以采用。进展期白癜风及瘢痕体质患者禁用移植治疗。

常用的移植手术类型包括自体表皮移植、表皮细胞或黑素细胞移植、单株毛囊移植、组织工程皮肤移植等。自体表皮移植又包括自体吸疱移植、钻孔移植和刃厚皮片移植，国际上广泛使用的是 1 毫米钻孔移植，因其技术难度较低，且无需特殊装置或设备便能轻松进行。我国国内使用最广泛的是负压吸疱表皮移植。细胞移植、毛囊移植和组织工程皮肤移植需要相应的实验设施和受过训练的专业团队，技术难度较高且价格昂贵，临床开展较为有限。

两种常见白癜风表皮移植方法的比较

移植方法	手术设备	手术操作方法	优点	缺点
皮肤钻孔移植	皮肤环钻器	消毒并局麻后，采用1~2毫米钻孔器从正常皮肤供皮区钻孔。钻取圆柱状正常皮肤备用，同时在白斑受皮区钻孔，孔间距约为5毫米，取出柱状白斑受皮区皮肤弃之，将圆柱状正常皮肤按植入白斑受皮区孔内，包扎制动，7~10天后去除敷料，后续可进行光疗或外用药物治疗	容易操作且价格较为便宜。除了乳头部、口角和面部外都可使用，特别适用于难治疗部位如指、趾、掌、跖等	有形成瘢痕、色素不均呈鹅卵石样外观的可能
负压吸疱表皮移植	白癜风负压吸疱仪	消毒并局麻后，用白癜风治疗仪在供皮区吸疱表取正常表皮，每个疱直径约1厘米，起疱时间30~50分钟。白斑受皮区采用吸疱表或皮肤磨削的方法去除表皮，将所取正常表皮移植其上，凡士林油纱布包扎创面，7~10天后去除纱布	操作简便，技术要求低，美容效果好，几乎无瘢痕。适合较大面积白斑的移植	可能出现色素不匀现象，呈鹅卵石样外观

影响移植效果的因素包括患者的年龄、白癜风类型和皮损部位。20岁以下患者和节段型白癜风患者的移植效果最好，而移植部位并不显著影响结局。

移植手术的不良反应包括受皮区鹅卵石样外观、与周围正常皮肤颜色不匹配、发生色素再次脱失；供皮区新发白斑；供皮区和受皮区形成瘢痕、色素减退、色素沉着和伤口感染等。

51 中医药可以治疗白癜风吗

中医学对白癜风的研究从古到今从未停止过，积累了很多宝贵经验。中医学的理论体系与现代医学的理论体系不同，主要侧重于人的整体和宏观。中医学认为，白癜风的发生和发展是机体内环境被破坏的表现，在治疗上更强调口服药物进行内调。如果不能解决白癜风的内在致病原因，仅通过局部治疗，很难使白斑有效复色或复色不能保持持久的效果，一段时间后白斑仍可能复发。最终的解决方案应该从内到外治疗白癜风。

中医学认为，白癜风的问题就像是白墙表面的霉菌污渍：由于墙壁内的水管泄漏，水渍浸透墙壁，继发霉菌生长而在白色墙壁表面形成难看的污渍。解决白墙表面的霉菌污渍有多种方案，可以选择在墙面喷一些漂白剂以清除污渍，也可以重新粉刷墙壁以掩盖污渍，甚至可以重新砌一堵墙。但是，只要水管漏水的问题没有解决，就无法避免墙面的霉菌斑再次出现。墙面污渍的终极解决方案一定是先修复墙壁内部的水管泄漏，同时清除墙面外部现有的污渍。相同的原则适用于白癜风的治疗。中医强调口服药物和饮食管理以恢复机体内部的平衡，其作用类似于修复泄漏的管道，外用药物和光疗作用是刺激白斑复色，类似于去除外墙表面的污渍。白癜风归根结底是机体内部某些问题引起的，外用药物和光疗可在皮肤水平修复白斑病变,但如果不解决内部根本原因,则白斑可能在停止外部治疗后复发。因此,调整机体内环境对于完全并持久的复色非常重要。

52 中医治疗白癜风有哪些方法

中医治疗白癜风倡导内治与外治结合。内服药以调整机体内环境,恢复系统内在平衡。外用药物、光疗或者针灸等方法促进白斑局部复色。

临床上根据患者白斑变化,结合患者体质、伴随症状及舌脉情况辨为不同证型,采用补益肝肾、调和气血、活血化瘀、疏肝解郁等多种方法对白癜风进行辨证施治。遵循"扶正祛邪"的基本原则,白斑发展迅速时以祛邪为主,常用疏风清热,疏肝解郁的治法。白斑稳定期以扶正为主,常用滋补肝肾,活血化瘀的方法。市面上有一些治疗白癜风的中成药,患者一定要先咨询中医医生是否适合自己的证型后再决定是否购买,需在医生的指导下服用。另外需要提醒患者朋友的是,治疗白癜风的中药有些成分有损伤肝肾功能的风险,且服药周期较长,因此建议患者在服药前后检查肝肾功能,若发现肝肾功能损伤应及时停药,并咨询肝病科医生。

中医外治方法较多,包括以补骨脂、白芷为主要成分的酒精制剂(酊剂)外涂、中药穴位注射、中药热敷、针刺疗法(火针、毫针、皮肤针)、艾灸、拔罐、刮痧、穴位埋线疗法等。不同方法据报道皆有一定疗效,但因年龄、白斑部位、病程长短而疗效不一,可在医生的指导下尝试选用适宜的治疗方法。

中药外用酊剂小验方:补骨脂、乌梅、白芷、菟丝子各30克,75%酒精250毫升浸泡1周后过滤外用,每天2次,每次涂药后温和日晒5～10分钟。

53 泛发型白癜风的脱色疗法是什么

对于皮损面积≥50％体表面积且常规复色治疗无效的广泛性难治性白癜风患者,以及不愿接受复色治疗的广泛性白癜风患者,可考虑对暴露部位残存正常色素区域进行脱色治疗,以减轻该病对患者社交的影响。

临床最常用的脱色剂是莫诺苯宗(氢醌单苄醚),也可采用调Q755纳米、Q694纳米、Q532纳米激光脱色治疗。莫诺苯宗可永久性破坏涂药部位皮肤中的黑素细胞,并诱导远离用药部位出现色素脱失斑。临床常用20％莫诺苯宗每日2次,连用3～6个月,也可用20％的4-甲氧基苯酚乳膏(对苯二酚单甲醚),开始用10％浓度,以后每1～2个月逐渐增加浓度,每天2次外用,先脱色曝光部位再脱色非曝光部位。色素脱失通常在连续使用药物1～3个月后出现。脱色治疗可能需要1～3年才能达到最佳效果。

莫诺苯宗的不良反应呈剂量依赖性,包括刺激性接触性皮炎、瘙痒、皮肤干燥、脱发和毛发变白。无论使用哪种方法,都可能出现脱色部位重新恢复正常肤色的现象,因此,可能需要反复多次治疗。建议在脱色过程中和脱色后严格防晒,以保护白斑皮肤不被晒伤以及避免日晒导致脱色处重新复色。

54 生物制剂能治疗白癜风吗

生物制剂是指一些特殊的抗体或者机体免疫或炎症调节分子天然抑制剂的重组产物。近年来,生物制剂异军突起,不仅给肿瘤治疗带来了革命性的变化,在自身免疫性疾病的治疗上也彰显出任何传统药物所不具备的明显优势。

生物制剂以炎症细胞因子为靶目标,通过识别、结合、进而中和或阻断体内过量的炎性细胞因子,从而有效降低炎症反应,其作用非常稳准狠,犹如导弹给予靶目标致命一击,起效快速且效果奇佳。目前生物制剂已开始广泛用于类风湿关节炎、强直性脊柱炎、银屑病关节炎和系统性红斑狼疮等疾病的治疗。

目前治疗白癜风的生物制剂仍在研发中,以下这些药初步显示出治疗价值,尚待进一步临床研究来证实。

(1)阿法诺肽

阿法诺肽是天然 α-促黑素细胞刺激素(MSH)的人工合成类似物,强效且药效持久,给药方式为皮下植入剂,它可促进黑素细胞增殖和黑素合成,是一种新的白癜风治疗方法。

(2)前列腺素 E2(PGE2)

也称为地诺前列酮,有调节免疫和刺激黑素细胞增殖的作用,可用于治疗局限型稳定期白癜风。

(3)前列腺素 F2 类似物

贝美前列素是前列腺素 F2-α 的一种合成类似物,该药获批用于青光眼和睫毛稀少的局部治疗,可通过增加黑素生成而使眼周皮肤色素加深。初步研究证实了 0.03% 贝美前列素滴眼液治疗白癜风的效果,发现经贝美前列素治疗者比糠酸莫米松治疗者复色效果更好。拉坦前列素是一种用于治疗青光眼的前列腺素 F2-α 类似物,研究发现该药可诱导豚鼠出现皮肤色素沉着,在诱导白癜风皮肤复色上,拉坦前列素与 NB-UVB 效果相当。

(4)Janus 激酶(JAK)抑制剂

目前已初步证实 JAK 抑制剂(托法替尼、鲁索替尼等)口服或外用治疗白癜风有效,对面部白癜风的疗效较好,有望成为白癜风治疗的新手段。

55 皮肤遮盖液该如何选择

遮盖疗法是利用光线吸收和反射的原理使遮盖部位的外观呈现与周围皮肤一致的明暗度和颜色，从而达到修容的效果。对于白斑位于面部、颈部和手部等暴露部位的患者，遮盖疗法可提高生活质量，减轻患者的心理压力，因此在白癜风治疗的任何阶段，遮盖疗法都可以根据患者的需求来选择使用。

白癜风遮盖剂根据其作用机制可分为物理性遮盖剂和化学性遮盖剂两种类型。

物理性遮盖剂多为与肤色相近的产品，直接涂在皮肤表面起遮盖作用。其主要剂型有溶液、凝胶、含水乳膏、无水乳膏、粉饼和振荡剂等。物理性遮盖剂使用后立即起效，但作用时间短，一般需每日使用。

化学性遮盖剂一般为遮盖剂中的某些成分与皮肤中的蛋白质发生化学反应，产生一种接近于肤色的物质。常见的化学性遮盖剂有二羟基丙酮及植物提取物，化学性遮盖剂的特点是起效慢，通常 6～8 小时起效，要达到较好的遮盖效果往往需要 3～5 日，但维持时间长，可维持 7～15 日。此类遮盖剂不影响皮肤正常的渗透性、弹性及其他功能，也不影响其他外用药物的吸收。

将物理性遮盖剂与化学性遮盖剂制成混合性遮盖剂可提高遮盖效果，并避免单一制剂的缺点。

目前市场上常见的遮盖剂品牌有盖百霖专业白癜风遮盖液、阅肤遮盖霜、喜生颜白癜风遮盖液、遮之白癜风遮盖液、资生堂无暇修颜粉底液等。

对于较小面积的稳定期皮损,部分患者选择用文身来遮盖。但要注意的是,文身有可能引起同形反应和纹身色料氧化,导致皮肤白斑扩大,故要慎重选择。

56 怎样选择适合自己的治疗方案

白癜风的治疗原则是早期治疗、分期治疗,讲究多种方法联合使用,生活方式的调整和心理调节应贯穿治疗的始终。

白癜风早期治疗效果较好。在发病早期,表皮及毛囊黑素细胞没有被完全破坏,残留的黑素细胞相对较多,白斑面积较小,积极治疗后色素恢复较为容易。

不同分期白癜风的治疗有所侧重。对于进展期白癜风,治疗的原则应该是尽快稳定免疫,使白斑停止扩大。进展期应用的主要药物是免疫抑制剂或免疫调节剂,如口服小剂量泼尼松片、复方甘草酸苷片等药物,外用药物有糖皮质激素乳膏或钙调磷酸酶抑制剂等。这一时期不宜用刺激性较强的促进黑素细胞增殖的外用药,以免诱发同形反应。对于稳定期白癜风,治疗的目标是利用各种手段刺激毛囊及表皮内黑素干细胞分化、增殖、移行,使白斑区色素恢复,治疗方法包括 UVB 光疗,外涂光敏剂、钙调磷酸酶抑制剂,口服中药以及外科手术移植等。

目前白癜风的治疗手段比较多,但单一疗法的疗效较为有限,因此可以多种方法联合使用。常用的联合治疗包括口服药物加外涂药物加光疗,或口服药加外涂药物加手术移植加光疗,或手术移植加光疗加外涂药物等。患者可根据自己的实际情况选择联合用药方案。

病程短于 6 个月的进展期白癜风,不论其面积大小均应系统使用糖皮质激素。未定类型白癜风(皮损面积≤5％体表面积)应根据部位选择外用药治疗和光疗,外用药物可选择强效、超强效糖皮质激素连续、间断及序贯治疗。泛发型白癜风(皮损面积＞50％体表面积)可 NB－UVB 光疗和局部外用药物联合使用,NB－UVB 光疗每周 2 次,持续 3～6 个月可评估疗效。对于治疗抵抗的患者,节段型、未定类型及泛发型白癜风的暴露部位,稳定超过 6 个月,最好 1～2 年,可选择手术移植治疗。衣服遮盖的隐私部位、大面积的节段型及泛发型,治疗以保持白斑稳定为主,争取不同程度复色。

如患者既往采用光疗有效果,但疗程未达到,应继续采用光疗;如既往患者光疗效果差,则不推荐再次使用光疗。如皮损面积较小且已进入稳定期,可考虑外科移植治疗。如皮损面积过大者则推荐遮盖或暴露部位脱色疗法。复色理想的患者应用钙调磷酸酶抑制剂维持治疗 6 个月,并用滋补肝肾为主辅以活血化瘀中药间断维持治疗。患者平时应注意锻炼身体,保持科学的生活习惯和积极的生活态度,对白斑的稳定和控制有重要作用。

如患者存在光敏或紫外线过敏等情况,需谨慎使用光疗;如患者合并红斑狼疮等,应避免光疗;如患者有高血压、糖尿病、胃溃疡等病史,使用激素要慎重;如患者既往有高血压、低钾血症等病史,不推荐使用复方甘草酸苷类药物。如患者为瘢痕体质,不建议采用外科疗法。

白癜风作为一种损容性疾病,常常会给患者造成较大心理压力,容易导致抑郁及焦虑。患者应该正确面对该病,了解本病的相关知识、看看病友分享的治疗经历和正面案例,树立战胜疾病的信心,坚持治疗以期获得最佳的治疗效果。心理障碍严重的患者,可抗焦虑药物治疗,或求助于心理医生进行心理疏导。

57 儿童白癜风该如何选择治疗方案

儿童白癜风即患者小于 12 岁，占白癜风患者的 32%～40%。儿童白癜风通常就诊时均为发病早期，面积相对较小，对治疗的反应通常好于成人。对儿童患者用药需谨慎，注意评估治疗风险与获益比。注意患儿的日常防晒，可适当使用防晒霜。

局部糖皮质激素、钙调磷酸酶抑制剂及 NB－UVB、308 纳米准分子激光/准分子光为儿童常用的治疗方法。<2 岁的儿童可外用中效激素治疗，采用间歇外用疗法较为安全；>2 岁的儿童可外用中强效或强效激素。他克莫司软膏及吡美莫司乳膏可用于儿童及婴儿白癜风的治疗，维生素 D_3 衍生物也可治疗儿童白癜风。推荐儿童白癜风进行 NB－UVB、308 纳米准分子激光/准分子光疗，安全且疗效较好。

对于快速进展期的儿童白癜风可口服激素治疗，推荐口服泼尼松 5～10 毫克/日，连用 2～3 周。如有必要，可以在 4～6 周后再重复治疗 1 次。

对于儿童稳定期的节段型皮损，或长期稳定的非节段型皮损，可采用移植疗法。儿童采用外科疗法复色比成人更快，尤其是节段型白癜风。移植前后可联合紫外线光疗（包括 NB－UVB、准分子激光/准分子光），促使白斑复色更快、更均匀。

58 白癜风患者可以怀孕吗

患有白癜风的女性，建议病情稳定后再备孕。患者在治疗过程中可定期随访，观察白斑面积是否扩大，白斑边界是否清晰，远隔部位是否有新发白斑，待医生判定病情稳定后再受孕较为安全。

备孕期间要保持规律的作息、均衡营养的饮食,适度的锻炼和良好的心态,使身体机能调整到最佳状态。患者可以多听听音乐,看看书,多进行一些户外活动,抵触一些不良信息的摄入,多接触一些积极向上的人和事,保持一个轻松愉悦的心情有助于孕育一个健康的宝宝。

59 妊娠期白癜风患者的治疗方案如何选择

妊娠期白癜风多趋于稳定或缓解,这可能与妊娠后免疫状态改变有关。然而也有少数患者于妊娠期发病或病情活动,精神压力常是诱因,精神紧张者白癜风的发生率或加重概率是精神不紧张者的 7 倍。因此,妊娠期白癜风患者应加强心理疏导,放松心态,不宜激进的干预治疗。

避免使用氮芥、补骨脂等对胎儿有害的药物,尽量避免口服药物,可以选择光疗和中弱效激素外用治疗。目前认为光疗相对较为安全,可以辅助控制白癜风病情进展,但应注意光疗剂量以免引起皮肤刺激或瘙痒等不良反应。

妊娠期也可以使用糖皮质激素类药膏来控制病情进展。糖皮质激素的妊娠期用药安全等级为 C,属于在使用前需权衡利弊,并在医生指导下慎重使用的药物。但在长期使用糖皮质激素治疗系统性红斑狼疮等疾病中,未发现中小剂量糖皮质激素对妊娠造成不良影响。基于白癜风的糖皮质激素治疗剂量小、时间短,权衡利弊后,可考虑使用,但地塞米松等含氟激素可进入胎盘,应避免使用。

有研究认为,弱效或中效外用激素如丁酸氢化可的松、糠酸莫米松、地奈德等乳膏或霜剂在妊娠期使用基本安全,不影响胎儿发育。但强效或超强效外用激素则须谨慎,因为研究发现其与新生儿低出生体重相关，尤其在妊娠晚期使用时更容易发生，因此必须在医生严格指导下方可使用。

60 患白癜风的新手妈妈如何平稳度过哺乳期

宝宝出生后，新手妈妈在哺乳期因激素水平的剧烈波动和生活规律的打乱，情绪容易产生较大波动，容易出现抑郁等不良情绪，而照顾孩子的劳累及睡眠规律紊乱也可能加重机体免疫失衡。因此，一方面妈妈要调节好心态面对新生活，另一方面每个家庭成员也应该积极地投入到配合新手妈妈带孩子的过程中，尽可能去帮助新手妈妈，避免其过于劳累，让新手妈妈保持稳定的情绪和良好的身体状态。

注意合理饮食、适度锻炼、充足睡眠，避免日光暴晒，定期去医院检查，如发现异常应及时调整和治疗，从而安然度过哺乳期。哺乳期用药原则与妊娠期相同。

61 怎样判断治疗白癜风的方法有效

坚持治疗 3 个月以上，判断疗效才科学。如果白斑面积缩小，白斑中长出色素小点就是有效，反之，白斑没有变化则是无效。

之所以强调 3 个月的疗程，是因为黑素细胞的再生是需要时间的。白癜风是位于表皮基底层中的黑素细胞遭到免疫破坏而消失，治疗的目的是要使黑素细胞再生并产生黑素，黑素细胞再生需要使毛囊黑素干细胞重新激活、分化、迁徙到表皮中，这个过程一般需要 8～12 周的时间，因此通常需要坚持治疗 3 个月再评价疗效。

在某些白癜风发病早期，黑素细胞发生功能抑制但并未完全消失,经过及时治疗,黑素细胞可在短期内恢复功能而使白斑快速复色。

62 尝试多种疗法短期不见效就可以放弃吗

不少患者或患儿家长经常关注各种白癜风广告,往往跟着广告走,今天试一种疗法,明天试一种疗法,结果是花钱不少,疗效不好。白癜风的治疗不是"一蹴而就"的,而是一个相对漫长的过程,疗效出现的时间因人,因部位,因类型而异。治疗过程相对较长,患者要有一定的信心和耐心,坚持早期治疗、规范治疗、坚持治疗。

一般来说,年龄小、病程短、面积小者易治;年龄大、病程长、面积大者难治。因此,争取早期治疗是治愈白癜风的一个重要保证。

白癜风治疗有一定难度,治疗尽可能采取个性化的综合疗法。许多患者在治疗 3 个月左右方可见效,因此,一般以 3 个月为一个疗程,患者应在治疗 3 个月后再做疗效评估。患者在开始治疗前可以多方咨询,最终选择一个信任的医疗机构和医生,坚持治疗一段时间。最好不要"打一枪换一个地方"。即使白斑完全消退,也要保持观察,及时发现可能的复发,以便及时扑灭"星星之火"。

63 怎样避免白癜风复发

白癜风的病程具有一定的不确定性,40％的白癜风治好后可出现不同程度的复发。据推测,白癜风皮损区及复色区域均存在记忆性 T 细胞,这群 T 细胞表达 CXCR3,是常驻皮肤的记忆性 $CD8^+$ T 细胞,可被环境中一些诱发因素活化、增殖,继而破坏黑素细胞,它是导致复色区域出现白斑复发的主要因素。

　　建议白斑完全恢复正常或者达到患者预期目标后,仍需维持治疗 3～6 个月以预防白癜风复发。局部外用 0.1％他克莫司每周 2 次,持续使用 3～6 个月可有效预防复发。同时可予中药按中医证型间断口服以调整机体内环境。光疗也可在达到最大程度复色后改为维持治疗,第 1 个月每周 2 次,第 2 个月减少为每周 1 次,并在第 3、4 个月进一步减少为隔周 1 次。

患友的故事

白癜风三个月复色——工程师的自我救赎之路

今天整理电脑文件，回顾了这几年治疗白癜风的日记和照片，感慨万千。我的白癜风之所以能够痊愈，必然是依靠自己顽强的意志，坚定的信念和掌握了科学的治疗方法，在这里分享一下我的故事和用药经验。

我的白癜风开始出现是在5年前，前额发际有一块大概一角钱硬币大小的白斑。我肤色比较白，白斑淡淡的，看着不是很明显，加上忌惮别人异样的眼光，所以就一直拖着没有去医院检查。2年前我发现鼻梁上也出现指甲盖大小的一块白斑，我依旧没有管它。去年夏天的时候，鼻子上的白斑扩大了。我有点慌了，没办法再逃避它。我去了本地的三甲医院，医生给我开了一些调节免疫的药和医院自制的涂抹药水，治疗了1个月感觉没啥效果，只是白斑周围变黑了，反而使白斑看起来更加明显。我迷茫了，医生只是例行公事给我开药，无关痛痒地回答我的问题，我不知道还该不该坚持。后来工作一忙，就停止了治疗。2个月后白癜风又开始发展，甚至半边鼻梁都白了，还零星蔓延到了下巴和颈部。我开始感觉害怕而无助，终日忧心如焚。

一天早晨，我照镜子看到自己花花白白的脸，我对自己说："我必须振作起来，拯救自己！一定有治疗白癜风的方法的！"作为一名电器工程师，我很擅长解决问题和制定行动方案。我知道为了解决一个棘手的问题，最好的方法是设立一个目标，制定切实可行的执行方案并不断推进。因此，我为自己制定了时间表和行动计划，以寻找适合我的白癜风治疗方案。首先需要做白癜风问题调研。当我在互联网上搜索白癜风的治疗方法时，搜到的信息量非常大，有论坛的病友分享了数十种疗法和治疗经验，有数百篇医学研究论文，当然还有大量广告宣传各种药物和疗法。我如获至宝，每天都疯狂地看资料。我认识到，虽然医学界尚未完全了解白癜风的病因，也没有疗效肯定的治愈方法，但有许多有效且价格合理的治疗方法。我阅读了许多病友成功康复的故事后，我意识到部分白癜风是可以治愈的，有很多治疗方法我都可以尝试。这些故事使我内心充满了希望，就像在黑暗中独自前行的我，发现了远处和我一样的小伙伴们正举着火把，这让我对白癜风的恐惧消除了一大半。我衷心感谢那些分享他们的故事和疗法的人，这对我的康复非常重要。

　　我决定好好治疗自己的白癜风。在综合比较了各种疗法的效果、价格、便捷程度和舒适度等因素后，我为自己制定了初步的治疗方案。但是我毕竟不是学医的，为了保险起见，我得为自己找一个医生作为战友和帮手。于是我花了一些时间在网上搜索医生，在综合比较医生的学术水平和患者评价口碑之后，我选择了一个很有耐心和亲和力的青年博士医生，她很愿意听我的奇思妙想并支持我的治疗探索，我决定请她为我的治疗方案把关。

　　我尝试过很多治疗方法，并反复试验、比较和分析，根据有效与否和不良反应情况及时调整治疗方案。经过 9 个多月的治疗，我面部的白斑完全恢复了正常肤色，而颈部的白斑也恢复了 95％，剩下零星半点白斑不仔细看旁人很难发现。在这场攻克白癜风的战役中，我个人总结的有效治疗方法是饮食管理＋口服维生素 B＋他克莫司乳膏外涂＋UVB 光疗。其中饮食管理加口服维生素 B 以恢复内在系统平衡，白斑处外涂他克莫司乳膏加 UVB 光疗以促进白斑复色。

我很早就注意到，我身上白癜风的变化和我吃的食物似乎有关。当我吃了某些食物，比如虾和辣椒后，我的白斑会发痒并且扩大。我在网上看到一些案例中患者只是调整了饮食习惯，改吃更健康的食物就出现了白癜风自发性复色。这让我认识到饮食疗法的重要性，我们所吃的食物极大影响着我们的健康，我们应为机体提供有营养的食物。我决定更谨慎地选择食物，于是对自己的食谱进行了一些调整：尽量不吃虾和辛辣食物；同时，我还尽量不吃一些不健康食物，比如含人造色素的饮料，含防腐剂的罐头食品或其他可能诱发皮肤瘙痒的东西。我开始多喝绿茶，因为绿茶有抗氧化的特性，可能对黑素细胞有保护作用。我也经常吃苹果、西瓜、香蕉、猕猴桃、菠萝和橘子。调整饮食结构后，我每天排便通畅，很少发生消化不良、腹痛、腹泻，而且再也没有出现皮肤瘙痒。我相信饮食管理有助于调节我机体的内在平衡，并消除可能引发白癜风的问题。

之所以选择口服维生素 B 治疗白癜风，是因为我读到一些医学研究,报道了口服叶酸和维生素 B_{12} 结合日光照射有助于白癜风复色。维生素 B_{12} 为钴胺素之一,对于维持神经细胞和黑素细胞的健康至关重要。维生素 B_{12} 天然存在于多种动物食品中,如蛤、牛肝、鱼、鸡蛋和乳制品,植物性食品中不存在维生素 B_{12}。化学合成的维生素 B_{12} 有氰钴胺、羟钴胺和甲钴胺。叶酸属于维生素 B_9,存在于多种动植物食品中,包括牛肝、鸡肝、菠菜、生菜、西兰花、芦笋、西红柿、橘子、香蕉等。叶酸也可以人工合成,孕妇口服叶酸片可预防胎儿神经管畸形。总之,维生素 B_{12} 和叶酸是一种治疗白癜风的天然、安全的药物,价格也不贵,它可以与其他疗法(例如光疗和局部用药)一起使用。但是对于不同的患者,其效果可能有所不同。

他克莫司属于钙调神经磷酸酶抑制剂,是一种免疫抑制剂,可以减少 T 细胞的活化,从而防止免疫系统对黑素细胞的攻击。同时,还可以抑制活性氧的产生并因此防止氧化应激破坏黑素细胞,和促进黑素细胞的迁移并刺激黑色素生成。用于治疗白癜风的两种最常用的局部钙调神经磷酸酶抑制剂是他克莫司和吡美莫司。两者疗效相当,安全性好。常见的短期不良反应包括涂药部位的暂时性红斑和灼热感,长期使用也不会引起皮肤萎缩。

光疗是很多病友亲测有效的治疗方法。一开始,我选择的光疗方式是晒太阳,每天 20 分钟,但是我发现收效甚微。后来看到网友推荐去医院照 308 纳米准分子激光,安全而高效,就是价格太贵。再到后来,我尝试了性价比更高的 311 纳米窄谱中波紫外线 NB - UVB,坚持照光 3 个月,白斑就发生了复色。我买了一台家用 NB－UVB 光疗仪,每周照光 2 次,一直坚持照到白斑完全复色。

为了观察治疗方法是否有效,我买了伍德灯来检查肉眼看不到的白斑,并且每周我都会对白斑皮肤拍照,在相同的拍摄角度和相同光线下拍摄清晰照片以便比较疗效。我还每日记录用药过程,包括药物和剂量、光疗的持续时间和频率、饮食种类、身体的感觉(比如疼痛、瘙痒)等。我认为记录治疗进程可以帮助我跟踪进度并确定可能影响皮肤状况的事物,对白斑恢复是有益的。

三个月是一个神奇的时间跨度,在白癜风治疗中被认为是白斑复色所需最短的时间。在很多医学试验中,任何一种疗法都需要坚持 3 个月才能评价是否有效。我也是坚持光疗加涂药三个月白斑才出现明显的复色。白斑的消退不是一蹴而就的过程,一些治疗需要很长时间才能达到明显的改善。如果我们过早放弃,就可能会错失有效的治疗方法。对于我来说,除非某种疗法的不良反应或风险让我不得不提早放弃,那么我会坚持治疗至少 3 个月,耐心等待足够的时间再判断治疗是否有效。

回顾过去,得白癜风的经历就像是对我过去不良生活方式敲响的警钟。尽管目前我白斑复色首战告捷,但我知道必须继续科学的饮食和作息以防止白斑复发。以上这些是我在自我治疗和康复过程中记录的一些个人体会和经验,仅供参考,不一定适合每个人,具体到个人的治疗用药请咨询自己的医生。

最后,祝大家早日战胜白癜风!

盼愈：白癜风患者日常
生活中的注意事项

64 为什么科学的生活作息和乐观的心态有助于白癜风康复

　　白癜风是因机体免疫内分泌环境紊乱造成的，而导致内环境紊乱的原因与不良的生活习惯、饮食和心态密切相关。白癜风患者应在生活中做到以下几点。

　　（1）避免过度疲劳、熬夜和睡眠不足

　　在不良的生活习惯里，过度疲劳和熬夜是最影响免疫功能的，长期熬夜会加速皮肤衰老、降低记忆力，甚至还有增加体重和导致抑郁的风险。长期睡眠不足会破坏体内肾上腺分泌激素的正常昼夜节律，抑制 T 细胞对病毒、细菌、肿瘤细胞等有害物质的清除能力，从而危害人体健康。临床上较多白癜风患者有熬夜或失眠史。部分患者因患病后精神压力大、情绪抑郁、焦虑引发失眠，部分患者因工作原因经常熬夜，导致睡眠质量受损，从而影响免疫功能。睡眠对于白癜风患者的病情恢复极为重要。白癜风患者应尽量避免过度疲劳和熬夜，保持规律和充足的睡眠，从而有助于机体保持免疫平衡状态，使白癜风病情平稳。

（2）搭配科学平衡的膳食

白癜风患者无需特殊忌口，应保持饮食与营养均衡，可以适当多吃粗粮和坚果类食物，这些食物中富含多种维生素和微量元素，其中铁、锌、铜等微量元素是合成黑素的重要原料，对白斑复色有利。因个人体质不同，若吃了某种食物后出现皮肤红疹伴瘙痒或腹泻，说明对该食物过敏，则需避免食用该食物，以免造成白癜风病情进展。

（3）保持平和乐观的心态

应尽量避免心理应激，保持平和乐观的心态对白癜风的康复非常重要。以往研究证实，心理应激可能诱发易感人群的白癜风，许多白癜风患者发病前有明显的负面生活事件史，如亲属离世、失恋、离婚、工作压力大、人际关系紧张等，这些事件导致紧张、焦虑、抑郁等心理应激可打破人体免疫平衡，诱发白癜风和导致白癜风病情快速进展。保持积极的生活态度和乐观的心态，对稳定病情，促进白斑复色非常重要。很多白斑常年稳定或者治疗效果很好的患者，大多都是乐观豁达的性格。对每个人来说，虽然人生的际遇自己无法选择，但如何去面对却是自己可以掌控的。

65　白癜风患者可以正常结婚、生育吗

白癜风存在一定的遗传基础，但遗传概率较低。即使父母一方罹患白癜风，其子女发生白癜风的概率仍然较低。并且多数白癜风患者并无明确的家族史，这说明遗传易感性仅为白癜风发病的风险因素之一。环境因素，包括生活方式、物理环境、饮食习惯、精神状态等，在白癜风的发生中亦发挥了重要作用。只有遗

传因素和环境因素同时具备才有可能诱发白癜风。从遗传学角度看,白癜风患者是可以正常婚育的。

66 如何保护白斑皮肤

（1）避免物理摩擦和皮肤外伤

白癜风发于手足、肘膝等关节部位者可能与该部位长期摩擦导致了局部皮肤的慢性创伤有关,部分患者的白斑多见于接触内衣、皮带、鞋子等易摩擦部位皮肤,推测也与局部的压迫和摩擦有关。因此,白癜风患者应避免过度摩擦,注意保护关节、腔口（口眼鼻周及肛周）等易受摩擦部位皮肤,防止白斑出现新发和进展。同时还要注意避免各种外伤,包括皮肤创伤、手术、晒伤、烫伤、冻伤等。

（2）避免日光暴晒

窄谱中波紫外线是治疗白癜风的一种有效手段,但不能认为日晒对白癜风病情康复均有帮助。窄谱中波紫外线只占太阳光光谱中的很少一部分,强烈的日光照射也是诱发白癜风的常见原因之一。既往发现很多日光暴晒后诱发白癜风的现象,亦有患者治愈后经日光暴晒出现了白癜风复发。因此,建议白癜风患者尽量避免日光暴晒,尤其是在上午 10 点到下午 2 点日光照射最强烈的时段应尽量避免户外活动。如果户外时间达半小时以上,建议采取穿戴衣帽、口罩遮盖等物理防晒,或涂抹防晒霜等措施对曝光部位皮肤进行防晒保护。白斑皮肤缺乏黑素易受紫外线辐射损伤,因此更要严格防晒,保护皮肤免受日晒伤和慢性光损伤。另外,对于肤色比较白皙的白癜风患者,紫外线照射会使正常皮肤晒黑,与白斑之间颜色反差增大,造成较大困扰,因此外出时采取防晒措施非常有必要。

（3）避免接触酚类化合物

白癜风的发病也与皮肤直接接触一些化学物质有关,因此白癜风患者在日常工作和生活中要尽量避免接触酚类化学物质以及其他刺激性物质,如过氧化氢溶液、汽油、沥青等。手部接触化学物质较为频繁,尤其是酚类化合物,是手部产生白癜风的重要原因之一。常见的酚类化合物包括焦儿茶酚、对苯二酚、对叔丁酚、苯酚、丁基酚、丁基酸等。这类化学物质对黑素细胞具有选择性破坏作用,从而容易引起色素脱失。橡胶、塑料和树脂制造业的从业者,因经常接触这类化学物质,手部罹患白癜风的概率大大增加,因此应注意做好防护措施。

67 食疗有助于促进白癜风康复吗

白癜风患者应保持饮食与营养均衡,适度限制长期大剂量维生素 C 的摄入,除此之外无需特殊忌口。尤其是儿童患者处于生长发育阶段,不可养成偏食、挑食的习惯,只有摄取充分的营养才能保证机体的正常生理功能,而偏食可能导致皮肤合成黑素的原料缺乏,不利于白斑复色。

鉴于目前医学界对维生素 C 在白癜风发病中所起的作用存在争议,比较谨慎的做法是尽量避免口服或注射药物性维生素 C,并适当限制长期过量摄入天然维生素 C 含量过高的水果蔬菜,如柑橘、猕猴桃、苹果、西红柿等,维生素 C 较低的果蔬可按正常剂量食用,无需严格忌口。

白癜风的发病和食用海鲜、鱼虾等水产品无关。日本作为海洋国家,其国民食谱中有大量海鲜,但日本国民白癜风的发病率和中国内地从未吃过海鲜的国人发病率没有明显差别。但是,临床观察到有不少在过量饮酒或过量食用海鲜后诱发了白癜风的案例,也有一些白癜风患者吃海鲜后出现白斑处皮肤瘙痒,搔抓后出现白斑面积扩大。推测这些患者可能对酒精和海鲜过敏,诱发了自身免疫反应才导致白癜风发生和发展。因此,白癜风患者要合理饮食,若对某种食物过敏,应尽量避免食用,以免诱发免疫紊乱导致白斑进展。

是否可以吃辛辣食物因人而异,大多数人吃辛辣刺激性食物对白癜风影响不大,可以适量吃。但某些患者如果吃某种食物后引起皮肤过敏或者腹痛、腹泻就应尽量避免吃,否则容易造成机体内环境紊乱,诱使白癜风进展。

白癜风患者可以多吃粗粮及坚果等食物,这些食物中富含多种维生素和微量元素,其中铁、锌、铜等微量元素是合成黑素的重要原料,对白斑复色有利,可以适当多吃。

含天然抗氧化剂和各种 B 族维生素的食物也是很好的选择。抗氧化剂可清除自由基、降低氧化应激水平,B 族维生素可以保护神经细胞和黑素细胞,促进黑素合成,对白癜风复色有一定帮助。天然抗氧化剂包括富含胡萝卜素的蔬菜,如胡萝卜,菠菜,芦笋和西兰花等;富含维生素 B_{12}、叶酸等 B 族维生素的食物:各种肉类、动物内脏、蛋、鱼、蛤、乳制品、梨、香蕉、蚕豆、生菜、西兰花、芦笋、甜菜、菠菜、菜花、芹菜、莴苣、坚果类和大豆类食品。

68 哪类体育锻炼适合白癜风患者

运动对预防和治疗多种疾病有着药物和手术无法替代的作用。有规律地运动可以增强机体免疫功能,提高身体对各种应激的适应能力,还有改善皮肤质地的功效。

白癜风患者可以根据自身特点做一些有氧运动,比如慢跑、快步行走、游泳、瑜伽、跳绳、跳舞、健身操、太极拳等。根据个人的健康状况和运动能力,确定适宜的体育健身运动强度,在兼顾安全的情况下获得最好的健身效果。如果能根据自己的心理和作息规律,选择一天中固定的时间进行运动,并形成运动的习惯,能持之以恒坚持下去,一定会对白斑复色有益。

69　白癜风患者可以吸烟、饮酒吗

现有大量证据表明,吸烟可能导致癌症、心脏病、脑卒中、糖尿病和慢性肺病,增加患肺结核、某些眼部疾病和类风湿性关节炎等自身免疫性疾病的风险。吸烟不仅仅会给身体内脏器官带来巨大的伤害,香烟中的尼古丁烟雾也会对皮肤产生有害影响。

吸烟过程中,皮肤直接暴露在香烟烟雾中,容易导致皮肤角质层的含水量下降,使皮肤变得干燥紧绷,容易产生皱纹。香烟烟雾中的一些毒素会破坏皮肤的胶原蛋白和弹性蛋白,引起血管收缩,抑制血液流动和氧气到达皮肤细胞,导致皮肤细胞缺氧,久而可导致肤色暗沉、出现色斑、色素不均匀,皮肤缺乏光泽和弹性,从而加速皮肤老化。香烟烟雾中的毒素可导致皮肤免疫功能紊乱,增加吸烟者患皮肤癌的概率,还可诱发银屑病,甚至导致血栓形成,延迟皮肤伤口愈合。

适量的喝酒对身体健康有益。少量喝一些红酒确实可以促进人体的血液循环,起到一定的美容养颜效果,但如果喝酒无节制,长期过量饮酒,则会对身体造成很大的损害。

酒精主要在肝脏代谢,过量饮酒会损害肝脏,刺激胃黏膜,产生恶心和呕吐症状,还可能导致脑组织缺血、缺氧,抑制中枢神经系统,引起头痛,甚至昏迷等症状。长期过量喝酒容易造成酒精中毒,还容易引起消化系统、心脑血管系统、呼吸系统、生殖系统和神经系统疾病。长期过量饮酒对皮肤的危害也很大。喝酒会使血管扩张,加速体内和皮肤水分的流失,导致皮肤变得干燥粗糙,出现皱纹。长期饮酒可加速皮肤胶原蛋白流失,使皮肤提早老化。长期过量饮酒还容易导致皮肤感染,诱发痤疮、酒渣鼻,甚至银屑病。白癜风患者若饮酒过度,损伤肝脏,不利于免疫系统的稳定,可能导致白斑进展或者复发。

70 为什么保持平和乐观的心态是病情稳定和白斑复色的重要条件

白癜风只是造成皮肤颜色变化,不痛不痒,对日常生活吃、喝、拉、撒、睡等生理功能毫无影响。但人是社会型动物,白癜风造成的容貌变化对患者心理的影响常常是巨大的。在社交中患者容易出现自卑、回避、焦虑、抑郁等不良情绪,久之患者可能减少社交,尤其回避与熟人的交往。但是,保持平和乐观的心态对疾病的康复是非常重要的。

乐观心态是一种积极向上的人生态度,是在面对挫折和逆境之时相信事物总会向着对自己有利的方向发展。心态能影响一个人的身体健康,性格开朗豁达的人不容易生病。用积极乐观的心态去面对白癜风,遇到事情看得开、放得下,免疫系统才容易恢复稳定状态,白斑容易复色。

71 养成乐观心态的方法有哪些

(1) 每天早晨保持一个好的开始

每天早晨起床后,洗漱完,对着镜子微笑,可以笑出声来,无所顾忌地傻笑,为新的一天到来开心地笑,为自己好好睡了一觉笑,可以选择各种理由去笑,这不用花任何时间和成本,也容易坚持,这样让自己每天有个好的开端。

（2）避免生气和发脾气的方法

生气主要是自己的心态不平衡引起的，遇到事情发展达不到自己的预期时，试着慢慢地接受事实。学会给自己宽心，对于任何事情你越是纠结，就越是烦恼，尽量生气的时候学会转移注意力，不要总去想引起自己苦闷的事情，避免烦恼的继续刺激，这样也可以很好地调节心情。

降低自己的心理预期，很多人心高气傲，做起事情来只要不顺利就会郁闷和生气，其实这是对自己的要求过于高了，适度放低目标，心情就会很平和。理智地看待自己的得失成败，世人所求无非功名利禄，对于经过自己的努力还是达不到的目标，要理智地做出选择和退让，退一步海阔天空。

洗个热水澡、大汗淋漓地打一场球、跑步运动、听旋律优美舒缓的音乐、看一场有深度的电影、刷抖音、小红书看看别人积极向上的生活，都可以在一定程度上放松心情，舒缓情绪。实在不行就背起行囊出去旅游吧，看看外面的广阔世界，风光无限，也许很快就会开心起来。

（3）提升自身修养重塑性格的方法

读书是提升自身的修养和内涵最简单的方法。读史使人明智，读诗使人灵秀，数学使人周密，科学使人深刻，凡有所学，皆成性格。读书可以使我们获取前辈的智慧，可以使我们保持一种宁静致远、豁达开朗的心境。读书有助于提升我们个人的内在修养，遨游在书籍的海洋中，我们的品位和性格也会在读书中得到重塑。

学习一种新技能，比如学习外语、写作、棋类、乐器、茶道、瑜伽、运动健身等，选择从易到难循序渐进，不要让自己停下来，总会找到让自己内心充实和平和的东西。治病先养心，内心平和，学会舍得，充满热爱，学会快乐，什么样的疾病都会离你而去。

72 家长应该如何面对孩子得了白癜风

在孩子确诊白癜风初期，多数父母会经历紧张、敏感、多疑、悲观、焦虑等各种负面情绪。虽然可以理解，但这种情绪容易给孩子造成不良的心理暗示，感觉白癜风是很严重的疾病。尤其一些过于焦虑的父母会时不时拉着孩子东看西看，寻找是否有新发的白斑，这种多疑和焦虑会传递给孩子，对孩子的成长不利。父母给孩子展现积极乐观的心态和平稳的情绪，孩子也会更容易用正确的心态去面对疾病，乃至面对今后的人生之路。家长保持好心态的时候做孩子的心理疏导会更容易。

在教孩子如何面对白癜风之前，最重要的是家长自己先能正确认识这个疾病。只有家长客观认识这个疾病，从心理上战胜它，才不会引起孩子的惧怕和恐慌。白癜风并不影响孩子成长和学业。如果在白斑初期能够积极治疗的话，加上孩子自身修复能力也强，儿童白癜风的治疗效果总体上还是比较乐观的。请家长用自己的行动来告诉孩子，其实白癜风不可怕，宽松和谐的家庭氛围对于孩子的健康成长是有利的。

一些孩子的白斑发在头面或手部等暴露部位，必然会遇到身边朋友或者学校同学老师的异样眼光，甚至可能遭受一些孩子的排挤或者冷嘲热讽，即使孩子内心再强大，但时间久了也可能还是会心里难过，出现回避社交、畏惧上学等现象。这时候家长就要多费一些心思了，一方面给孩子心理疏导，同时也可以尝试跟孩子的老师、同学交流沟通。有条件的话可以积极组织一些孩子们的活动增进孩子与同学间的友谊。许多孩子都是善良真诚的，有时候看似冷嘲热讽其实并没有过多的恶意，只是听者有心一直记着才会心有芥蒂。这种同学聚会也会拉近孩子和同学间的距离，能开诚布公地说明病情并说一些暖心的话，孩子也才能真正地释放内心的压力。当孩子自己交到贴心的朋友，有自己信任的老师，那么当遇到被坏孩子为难的时候，孩子身边会有真正的朋友或者关爱的老师为孩子出头，以及做心理疏导，他们甚至会比家长做得更为有效。

比心理疏导更为重要的一点是，帮助孩子拥有一技之长，拥有能够自立于这个社会的资本。只有自身足够优秀耀眼，才能在今后的就业、择偶、家庭、工作中不被白癜风羁绊住，即使白斑没有治好，一个足够优秀，乐观向上的孩子同样会拥有幸福的人生。

73 老年患者治疗白癜风要注意什么

（1）选择合适的治疗目标

一方面，老年人的社交需求也不如年轻人旺盛，对外表的关注度不如年轻人高。另一方面，老年人往往发病日久病程较长，黑素细胞增殖的活性较低，因此疗效往往不如年轻人好，且白癜风的治疗周期长，需要投入的金钱和精力都是相当大的。综合权衡效价比，很多老年患者对治疗的期望值不高，在白斑进展期者希望病情得到有效控制，处于稳定期者希望暴露部位白斑达到一定程度的复色，还有完全放弃治疗，听任白斑长期存在的也大有人在。

（2）加强医学科学素养，避免医源性伤害

多数老年白癜风患者病程较长，曾接受过多种方法治疗，而白斑复色效果多不理想，容易产生寻找"灵丹妙药"的念头，轻信"包治""根治"白癜风的宣传，而接受不正规的治疗和滥用各种药物，使身心健康受到伤害。因此，老年白癜风患者更应加强医学科学素养,了解白癜风治疗现状,不偏听偏信医疗小广告,为自己选择可信赖的就医途径,避免医源性伤害。

（3）合理治疗,正确用药

老年患者全身各系统机能都有所衰退,尤其是肝脏和肾脏的解毒功能,因此在选择白癜风治疗药物时,应兼顾全身情况,避免或减少服用可能降低机体免疫力和不良反应较大的药物,尽量选用药效温和、不良反应较小的药物。同时,若患者合并有高血压病、冠心病、糖尿病等慢性疾病,白癜风用药要考虑是否会对基础疾病造成影响。

（4）加强关爱,心理疏导

老年人记忆力下降,注意力难以集中,体力不济,生活比较单调,容易出现心情抑郁和情绪波动,也很难持之以恒坚持服药和涂药。因此,家庭成员应积极主动关心老人,及时对其不良情绪进行心理疏导,并参与治疗的全过程,共同营造一个有爱、祥和的生活环境,减轻他们的心理压力和精神负担,提高老人的生活质量。

74 报纸、网络上的治白癜风广告靠谱吗

白癜风作为一种影响美容的皮肤疾病,患者往往求治心切。但因目前还没有特效治疗方法,所以各种治疗方法就都有市场,同时,治疗白癜风承担的风险低,治不死人,最多导致白斑扩散,因此,多年来白癜风一直是各种追逐利润的医疗机构竞相争抢的香饽饽。随意翻开一些地方报纸,各种"专科医院"治疗白癜风的广告满天飞,什么"祖传秘方""根治白癜风""速治白癜风""疗效100％""一针见效、永不复发"等极其诱人的广告词让不少患者由此上当受骗,损失钱财不用说,更可悲的是延误了宝贵的早期治

疗时间,增加了后续治疗的难度。下面教大家一些识别"专科医院"医疗骗术的方法。

（1）医院名称

一般具有指向性,并且极负商业广告性质,如"×××白癜风医院""×××白癜风研究所""×××白癜风临床基地"等,给人的感觉是专业治疗白癜风的。另外,有不少正规公立医院的科室出现外包给私人的现象,一些譬如"×××武警白癜风医院""解放军×04医院"等,这类医院也属于"专科医院",名字里带有"武警""空军"等这些字眼不代表一定是正规公立性质的医院。

（2）医疗广告

凡是在电视上或者网络搜索引擎竞价做治疗白癜风广告的医院往往是私人开办或是被私人承包的。而大多数三甲综合医院的皮肤科往往只开设白癜风专病门诊。

（3）医托

几乎每个"广告多、知名度高点"的"专科医院"都会有不少医托,他们活跃于车站、地铁口,甚至是其他知名公立大医院的门口。如果在车站或者大医院门口遇到别人主动来跟你提及白癜风的话题,然后说自己原来也有,后来在某某医院治好了,可以带你去之类的,这种人一定要小心,自己得多长点心眼! 另外也有一些医托就负责蹲点在自己的医院里常用"复诊"的姿态跟其他人展现所谓的疗效,这类人有些的确是白癜风患者,只不过已经被雇佣了。他可能会将自己其他没有白癜风的部位说成是治好了,以让别人相信该医院的医疗技术。

（4）专家

很多"专科医院"宣传的"专家"都是假的。目前在中国最顶尖的医学专家、最先进的医疗技术都集中在各个医科大学/医学院的附属医院,一般没有哪个专家会舍弃综合医院的待遇、放弃科研条件,全职去一家民营专科医院坐诊。

75 伪"专科医院"接诊白癜风有什么套路

人体身上出现的白斑并不一定都是白癜风,还有很多其他的皮肤症状也会表现为白色,比如无色素痣、白色糠疹、贫血痣、特发性点状色素减退症等,但只要是去"专科医院",几乎无一例外都会经过"重重检查",比如什么验血、微量元素检查等,最终都被"确诊"为白癜风,甚至还都是白癜风的发展期,若不及时治疗,即将会发展到全身都是,以这些恐吓之言让你不得不在那里接受治疗。建议患者,尤其是儿童,趁早再去正规公立大医院的皮肤科重新诊断一下。

当前白癜风没有特效治疗方法是国际公认的,但大部分"专科医院"都号称自己已经攻克白癜风,有称几个月能治好的,更有甚者号称一个星期见效,一个月治愈,永不复发的,这实质上就是赤裸裸的欺骗。"治疗效果"并不是"专科医院"的主要目标,或者说,"治疗效果"仅仅是其用来换取患者金钱的货物而已。

"专科医院"的特点是以盈利作为主要目的的,其所提供的治疗服务,包括一切药物、手术、理疗等,都需要越高越好的收费标准,"专科医院"也会想尽一切办法来绕过物价局的审核,选取公立医院通常不采用的各类千奇百怪的非主流药物,推出所谓的"独家"的难以受物价局监控的治疗技术,包括但不限于各类中药熏蒸、渗透、负离子、微循环等。利用中医体系的某些特性,开出各种无法找出理论依据,并且难以辨别其疗效的"独家药方"。"专科医院"通过系统的运用以上方式,企图最大化的抬高患者付出的治疗成本,提高自身的商业收入。

识别"专科医院"医疗骗术,避免不必要的花费,不要耽误了最佳的治疗时机。不要相信哪位医生或哪个医疗机构对白癜风的治疗有什么"绝招""祖传秘方""民间秘籍"或者治疗达到什么"国际先进水平""分子水平""基因水平"。实际上白癜风的常规治疗方法一共就是那么多,高水平的医生体现在根据患者的临床特征如何合理正确地使用这些方法,使患者的治疗效果到达最大化。

76 白癜风治疗如何避坑

建议患者尽量选择公立医院治疗。公立医院运营费用是由政府拨款,具有公益性质,医生为患者提供医疗服务是以疾病治疗为出发点,并非以盈利为主要目的。尽管公立医院的仪器设备不一定有"专科医院"先进,医生工作繁忙,态度也不一定有"专科医院"的医生好,但公立医院的医生在为患者制定诊疗计划时是以患者利益为导向的。但是很遗憾的是,在中国大部分二三线城市,白癜风患者不得不面临和"专科医院"打交道的情况。因为白癜风这个病在公立医院并不十分受重视,"专科医院"掌握着很大一部分的白癜风治疗资源,主要集中在 308 纳米准分子激光和移植手术治疗两方面,前者是目前最先进最强的复色手段,后者则是顽固部位(如手足)的最后一线治疗方式。基于这种无奈的现实情况,白癜风患者应当理智地运用"专科医院"来实现自己的治疗。

与"专科医院"打交道要学会一些技巧。请不要将与你对坐的满头白发、和蔼可亲的"专科医院"医生当作一个正常的医生来看待,"专科医院"的盈利属性决定了"专科医院"的医生还有商人的一面,他的工作目的是以"看似科学的医疗角度"推销商品。在"专科医院"的诊疗过程,事实上是一场尔虞我诈的交易过程。可以使用一些手段来维护作为患者一方的最大利益，采取各种方式来保障诊疗过程和消费方向按照自己的计划进行，方式包括但不限于以下几种。

（1）坚定地表示你的态度

委婉但是坚定地表示对自己的病情有足够的理解，需要且仅需要购买一些特定的治疗项目。只要态度表示得足够坚定，"专科医院"的医生们站在商人的角度，是不会拒绝送上门的生意的，哪怕这笔生意的规模与其预期相较甚远。坚定态度是我们首先应当尝试的方式。

（2）婉拒开药的说辞

捏造出一个能够实现需求的理由，譬如"我受单位调动这个月刚刚来到本市，我之前在原来的城市已经接受了所有的检查，开具了足够多的药物"来拒绝推销；也可以用"我患有严重的乙肝，肝功能不好不能吃药"，或者"我的医生明确要求我治疗肝炎期间不能服用其他药物"来拒绝掉一切莫名其妙的"专科医院"药物；又或是"我本月工资要×号才能拿到，届时我会来正式开始治疗，请你今天先给我开一次伍德灯检查"。

（3）货比三家

不同医院 UVB 和 308 纳米准分子激光定价可能不同，多跑几家医院比较一下价格再决定在哪一家长期治疗。

（4）通过各种手段避免"洗脑"

在"专科医院"里冲动的消费必将带来无尽的后悔，建议广大患者去"专科医院"前只带少量钱，或者根本就不要带钱，摸清底细，回家详细了解清楚以后再决定消费计划。有条件的话，可以和家人朋友或者病友一起去，多一个人陪同看问题时会更理智。

患友的故事

白癜风教给我的人生哲学
——在这世上,除了生死,都是小事!

前不久看到有母亲因为孩子得了白癜风而崩溃轻生的新闻,我长叹一声,十分惋惜,想说在这世上,除了生死,其他都是小事。病友们都说我心态好,其实没有谁是生来就心态好的,几次与死神擦肩而过后,我对很多事情都看淡了。就像一个人在大海里游过泳,就不会再怕游泳池的水深了。我给大家讲讲我的故事。

2016 年以前,我工作顺利,家庭和睦,父母身体健康,感觉生活幸福得像花儿一样。2016 年之后,母亲和我自己的身体相继出问题,弟弟的家庭也出现巨大变故,让我痛彻心扉,由衷感慨人生苦短,世事难料。

母亲 2016 年 5 月查出肺癌晚期,发生骨转移,没办法手术了。之后她拒绝再去医院做进一步的检查和治疗,我怎么劝都没有用,她一心等死,甚至开始跟我们交代后事了。那之后的一个月是我人生中最痛苦和黑暗的,我每天以泪洗面,彻夜难眠,差点得抑郁症。我每天心里流着血,在面对母亲的时候还要面带微笑。我没日没夜地在网上查资料,加入各种肺癌群和论坛,想找到救母亲的办法。我在群里得到很多病友的无私帮助,病友们告诉我可以试一试靶向治疗。于是我好说歹说把母亲骗去医院抽血做了基因检测,结果是 EGFR 21 突变,意味着可以进行靶向治疗，结果出来的那天晚上我开心得睡不着觉。后来我给母亲买了药，哄她吃药，吃药出现很多不良反应，我们想了各种办法应对，她身体有一点风吹草动我就担心得很。每三个月陪她去医院复查，每次复查等结果都是一种煎熬。记得有一次检查结果提示病情进展了，我拿着报告在医院的凳子上呆呆地坐了半天不敢回家，思前想后，编各种理由去隐瞒母亲。后来想尽各种办法给母亲换了药，病情又控制住了。母亲很看得开，她说人总会有一死，她不怕死，只是不想那么痛苦。其实我很清楚，晚期癌症的患者是非常痛苦的，我每天在论坛里混，看肺癌患者和患者家属的帖子，学习他们的经验，感受他们的心情。患者和家属的那种撕心裂肺的痛苦、无助、绝望、煎熬，是普通人无法理解也不可能理解的。我一直都很抗拒"感同身受"这个词，没有人能够真正做到感同身受，除非他和对方一样的处境。母亲通过靶向治疗，病情稳定，到现在将近5年了，身体还好好的，能吃能睡，生活完全能够自理。

弟弟原本家庭幸福，唯一的女儿长得漂亮，身材也好，钢琴过了十级，成绩优异，被保送到四大名校的一所高中。可是也许是孩子处于青春叛逆期，被管束太严，得了抑郁症。一天和父母吵架后，孩子从五楼跳下，四肢粉碎性骨折，经历了大大小小上十次手术才保住性命，在医院躺了整整一年多才能下床，现在虽然勉强能走路了，可是再也不能像正常人一样生活了。弟弟为了给女儿治病，工作也辞了，每日愁眉苦脸，和弟媳经常吵架，婚姻也到了破裂的边缘。

我在 2016 年 9 月体检的时候,查出左乳腺纤维瘤,钼靶检查结果是 BI-RADS 2 级,医生说没大关系,定期复查就行了。我心里虽然有点忐忑,但还是不怎么担心。后来每年复查,到了 2019 年,结果变成了 BI-RADS 3 级,恶性的可能性是 2‰,这时我有点不淡定了,时刻感到体内有一个定时炸弹,坐卧不安,每天都很焦虑。2020 年元旦一过,我就跑到医院里要求动手术,医生看了我的检查报告,二话没说给我开了入院证。住进甲乳外科病房后,我看到了很多光头戴帽子的女人,年轻的和年老的都有,她们都是因为得了乳腺癌来做化疗的,我很担心自己会变得和她们一样。我病房的 9 床是一个 50 多岁的大姐,她的钼靶结果是 4 级,她自己说从去年开始瘤子长得很快,有痛感,做了病理检查,结果还没出来。我心里就觉得有点不妙。每天晚上她都翻来覆去睡不着,我感觉到她心理压力很大,我自己心里也有压力,所以也睡不着,又不知道怎么安慰她,那些日子实在是很煎熬。过了几天,医生给我动了手术,手术中快速病理检测的结果是良性的,我心里顿时松了口气,但是医生说要以术后大病理为准,还得再等几天才知道最终结果。9 床大姐的病理报告出来了,是恶性的,还转移到其他器官了,那天来了很多亲戚安慰她,她躺在病床上一动不动,像一个被判了死刑的囚犯,脸上的绝望表情我一生都不会忘记。几天后我的病理报告出来了,是良性的,跟 9 床的大姐和医院里那些光头的女人相比,我觉得自己真是太幸运了。感觉一切是那么美好,天那么蓝,草那么绿,花那么美,人生这么美好,活着的每一天有什么理由不开开心心的呢？

　　我做完乳腺手术半年，发现肚子上出现一块花生米大小的白斑，今年又扩散到了脸上和手上。我虽然有点难过，但也没觉得怎么样，该看医生看医生，该吃药吃药。实在不行，我还有遮盖液。刚刚与癌症死神擦肩而过，我实在是不想被白癜风破坏了心情。尽管我一直都不明白自己为什么会得这个病，我也爱美，天天护肤，从2016年开始健身，坚持不断。唯一的解释就是遗传，因为我的父亲近两年也得了这个病，但是我的姐姐和弟弟都没有，也许命运特别偏爱我吧。人生苦难重重，有的人仅仅是活着就已经拼尽了全力。和那些得了绝症的患者相比，我衣食无忧，家庭幸福，身体还算健康，没有生命危险，我还有什么不满足的？白癜风这个病还是有很多治好的病例的，可是就算治不好，那又怎么样？健健康康、开开心心地活着，比什么都重要。

　　人生在世，不过是一场修行，而对于我们这样的白癜风患者来说，这场修行显得尤其艰难。生活从未变得容易，但是那些打不倒我们的，只会让我们变得更坚强。

用得到的科普知识与信息

近年来,互联网的迅速发展已改变了我们传统上通过书籍、报纸、电视和广播等方式获取知识的习惯,尤其是基于智能手机而崛起的新媒体更是极大丰富了大家获取信息和资讯的渠道。这里推荐一个患者可能用得到的渠道,事实上,白癜风患者可通过更多渠道获取相关科普知识和社会支持资源。

白白手拉手论坛

网址:http://www.bbsls.net

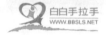

网站全称为"手拉手白癜风论坛(白白手拉手)",是我国较大的白癜风患者交流社区,注册会员数超50万人。该论坛于2006年创建,经多年发展,目前已形成了以医疗、交友、互助为主的白癜风综合社区。论坛定期整理分享白癜风的科普知识、研究进展,供病友交流探讨所有与白癜风相关的话题,分享治疗经验以及交流病情等。该论坛还有微信公众号、手机APP、抖音等资源。